세계적인 건강법인 니시의학의 진수

씬디의 니시건강법-기본편

만병의 근원

저자 ; 니시 가쯔조(西勝造)
역자 ; 한유나

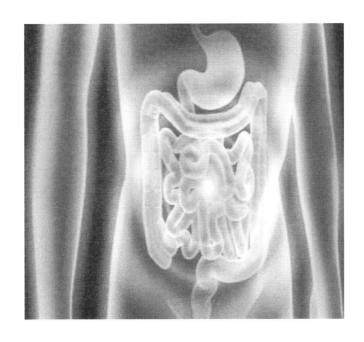

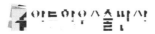
안드학우출판사

씬디의 니시건강법-기본편

만병의 근원

초판 발행일 ; 2018년 11월 25일

저자 : 니시 가쯔조(西勝造)
역자 ; 한유나

발행인 : 채말녀
편집인 ; 한유나, 김수경
출판사 : 도서출판 아트하우스
주 소 : 서울 성북구 마른내로 34 다길 56, 동선동 3가
본 사 : TEL ; (02) 921-7836
          FAX ; (02) 928-7836
          E-mail ; bestdrq@empal.com

정 가 : 18,000원

ISBN;   979-11-6208-022-1(13510)

씬디의 니시건강법 -기본편 [만병의 근원]

〈니시 건강법의 개요〉

세계적으로 선풍을 일으키고 있는 니시건강법은 일본의 자연의학자 니시 가쯔조[1884~1959]에 의해 창안된 것이다. 그는 16세에 감기와 만성설사로 4년 이상 못살 것이라는 진단을 받은 후 의사가 반드시 끓인 물과 엽차를 마시라고 했음에도 불구하고 우물물을 조금씩 늘려 마셨더니, 만성 설사가 씻은 듯이 낫게 되었고, 또 의사는 몸에 두껍게 옷을 입으라고 했음에도 얇은 옷을 입고, 그 후에 이불을 덮어 쓰고 땀을 흘렸더니 끝도 없이 괴롭히던 감기가 완치되었다.

이를 바탕으로 자신이 몸소 체험한 건강법(니시 건강법)을 창안하여 세계적으로 선풍적인 인기를 모으고, 현재 우리나라에서도 많은 암환자를 비롯해 건강을 회복하려는 사람들에게 희망을 주고 있다.

이 니시건강법은 수 년 동안 많은 의사들의 부정적 견해와 반대에 직면했으나 후에 많은 사람들이 효과를 보고, 최상의 건강법으로 인정되었으며 현재 일본이 최장수국이 된 이유 중 하나가 바로 니시건강법이라고 한다.

그는 온몸에 피를 보내는 건 심장이지만 모세혈관 흡인력과 글로뮈의 역할을 더 강조했으며, 니시건강법이란 신체에 나타나는 이상 증세를 질병으로 보지 않고, 치유 과정으로 본다는 점에서 나온 것이다. 예를 들어, 사람이 독극물을 먹었을 때 구토를 하게 되는 것은 독극물을 빨리 토해내기 위해 신체에서 일어나는 정화 현상이라는 것이다.

차례| CONTENTS

씬디의 니시의학-기본편
만병의 근원

| 역자 서문 | Prologue

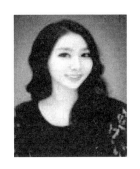

이 책은 세계적으로 주목 받고 있는 니시의학지 「西醫學誌」의 1980년 10월호부터 1981년 9월호에 게재된 「배의 건강」을 번역해 1982년 발간한 내용을 수록 한 것입니다. 초판은 저의 친조부이신 요산 한학륜 선생이 한국 최초로 일본 서의학인 니시 건강법을 번역 보급 하였습니다.

1984년 한국 자연건강회에서 「미용과 정용」, 「사대원칙 피부편」, 「서의학 건강원리실천보전」 등 많은 책들을 집필하여 보급하시며 니시의학을 위하여 일생을 사셨습니다. 이제는 친손녀인 제가 니시의학을 새롭게 여러분 앞에 내놓으려 합니다. 부족한 저에게 많은 응원과 격려를 부탁드립니다.

자신의 체험을 바탕으로 창안한 니시 건강법은 현재 우리나라에서도 많은 병원과 요양기관에서 암환자를 비롯 난치병 치유를 돕고 효과적인 건강법으로 인정받고 있습니다.

일본이 최장수국인 된 이유 중에 하나가 바로 니시건강법이라고 할 정도이며, 많은 난치병 환자들이 기적적인 효과를 보았으므로 효용성과 가치는 의심의 여지가 없습니다.

본서는 니시의학 「피부편」 과 건강원리를 내용으로 하는 「실천편」 에 이어 장건강을 중심으로 설명한 「기본편」 으로 니시의학 진수입니다.　건강에 대한 니시 가쯔오 선생의 통찰과 지혜로 이루어진 서식건강생활(西式健剛生活)의 전파에 일조하기를 희망합니다. 본서의 발간을 통해 국민건강생활의 향상과 독자 여러분의 건강을 기원하면서 출판에 도움을 주신 아트하우스 출판사 김수경님께 심심한 감사의 뜻을 전합니다.

2018년 10월 1일 한유나 올림

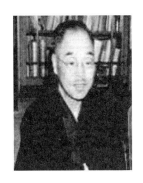

배의 건강을 좌우하는 장(腸, 창자)의 기능이 활발하지 못하다고 하는 것은, 참된 건 강체와는 인연이 먼 갖가지 증상의 원인이 되는 것이다. 그런데 이 창자의 이상에 대해 흔히 그릇된 요양이나 치료가 실시되기 때문에, 대장의 자연 활동이 안전하게 가동되었다는 말을 별로 듣지 못하는 것이다.

참된 건강이 종래의 약제로는 확실하게 치료될 수 있는 것이 아니라고 생각한다. 지 금까지의 약제로는 다만 병세를 멈췄다고 생각하면서, 실은 도리어 악화시키고 있는 것이다. 그래서 종래와 같은 투약 일변도주의의 결과는 불가피하게 숙변 체류의 상태 를 조장할 뿐이다.

배설이라는 것은 마치 식사를 하는 것과 같이 유쾌한 것이어야 한다. 이렇게 말하는 것은 이것이 사실상 신체 각 기능의 운영상의 결과이기 때문이다.

본 강의에 있어서 나는 숙변 체류 즉, 만성변비의 주된 원인에 대해 구체적으로 설명 하고자 한다. 그리고 또 주된 하수도의 구실을 하는 결장의 규칙 바른 자가 요양- 누구에게도 할 수 있는 - 방법에 대해서 보다 상세히 기술하고자 생각하고 있다.

배의 건강과 장(腸, 창자)의 청결이야말로 건강을 확보하는 첫째의 목표라고 하는 것 이 나의 주장이다.

저자 드림

PART **1**.

자연의 요구

| 제 1장 |

자연의 요구

1. 적게 먹어야 한다

우리들의 신체에 영양을 섭취하는 일과 유해한 폐물을 배설하는 일은 인류 생존상 근본적으로 중요한 사항이다. 일자 모두 조금도 부끄러워 할 필요가 없는 자연작용인데도 불구하고 식사 쪽은 떳떳하게 가족이 담소하는 가운데 행해지고 배설작용 쪽은 몰래 마치 나쁜 짓이라도 하고 있는 것처럼 행해지는 것이 보통이다.

결국 자연의 요구를 무시하는 것 때문에 세상의 수억이나 될 노약남녀의 사이에 장내의 숙변보류 즉, 만성적 변비가 통상화 되고 있는 것이다. 어째서 우리는 이 자연의 요구를 무시하게 되는 것일까? 아마도 일에 바쁘다든가, 가족적 번민이 있다든가, 혹은 쾌락을 구하는 데에 열중한다든가, 실내에 틀어박혀 책상이나 화로의 옆을 떠나기 싫어한다든가 하기 때문일 것이다.

생애의 절반은 쓸데없는 장내의 고변(古便) 즉, 숙변을 생기게 하는 데에 소비되고 다른 반은 그것을 고치려고 하는 데에 소비된다고 말하고 있는데, 정말로 옳은 말이다.

이런 불합리한 인습에 얽매이지 않고 있는 원시적인 사람이 도리어 고도의 문화생활을 보내고 있는 우리들을 비웃고 있는 것이다. 신체의 소화 기능을 정상으로 돌이키려고 하여 실은 해가 되면 되었지 소용이 없는 일인 생체의 기구에 어두운 사람들이 만든 약제 같은 것을 복용하여, 어처구니없게 반대로 숙변을 조장하는 것이 되고 있으니 그런 어리석은 일이 세상에 또 있겠는가?

그리고 이것은 한심하게 생각해야 할 많은 사람들의 실제 사실인 것이다. 본 강의에서는 주로 약제의 힘 같은 것을 빌리지 않고 이 만병의 근본인 유해무익한 숙변을 배제하는 방법을 연구하지 않으면 안 될 것이다.

소화 작용은 우선 입에서 시작된다. 입은 먹는다든가 이야기한다든가 하는 외에는 세균이나 먼지 그 밖의 오물이 들어가서는 안 되므로 항상 다물고 있지 않으면 안 된다. 코는 호흡기관으로 공기를 여과하여 덥히는 작용을 하고 있다.

입의 구조는 음식을 잘 저작하여 다음의 소화기관으로 보내게 한다. 음식물을 보통 잘 씹지 않고 통째로 삼키면 위를 상하게 한다. 그런데 배설물이 너무 오래 안에 머물러 있으면 첫째로 창자를 위해서 불리하다.

뿐만 아니라 다음으로는 뇌혈관이 마비되고 잇달아 사지의 궐냉(厥冷)은 폐장, 심장, 신장 및 혈관에 장해를 가져와서 끝내는 소화불량이 된다. 그렇게 되면 신체의 다른 기관도 또 따라서 활동이 둔하게 된다.

그러므로 우리는 이 가장 중요한 장의 작용을 유효하게 하지 않으면 안 된다. 그렇게 하는 데는 적당한 저작도 필요하고, 음식물의 선택도 중요하며 또 신속한 흡수와 배설도 긴요한 일이 된다.

치아는 음식을 씹어서 작은 조각으로 만든다. 그것을 혀가 식도로부터 위로 보내는 것이다. 그러나 쌀밥이나 생선, 조개류나 쇠고기, 야채, 과일, 빵들이 우리들의 신체 조직으로 화하는 데는 소화액이 필요하다. 환언하면, 음식물의 화학적 변화가 필요한 것이다. 치아나 혀에 의하며 씹히고 다듬어진 음식물에 타액이 섞여서 비로소 이 변화가 이루어진다. 타액은 그 종류가 여섯으로 나누어져 있어 소화하는 음식물에 따라서 각각 다른 타액이 분비되는 것은 신기한 일이다.

타액선은 쌍을 이루고 있는데 3쌍으로 갈라져 각 조직을 다르게 하고 있다. 소화하는 음식에 적합하도록 이렇게 타액선까지도 상응하게 준비되어 있으니 이 경이로운 조화의 묘에는 머리가 숙여질 뿐이다.

음식물이 입속에서 완전히 저작되면, 그것은 길고 굴절이 있는 식도를 통과한다. 그러나 그것은 보통 생각되듯이 떨어져 들어가는 것은 아니다. 실제는 진공의 힘에 의하여 근육의 수축으로 서서히 당겨지고 밀려서 가는 것이다. 그 때에 발성 기관에 닿지 않도록 조심조심 옮겨진다. 만일 방향을 잘못 잡으면 금방 숨이 막힌다든가 기침이 난다든가 한다. 그러면서 위속으로 옮겨지는 것이다.

그것이 가령 아주 작은 고형물일지라도 기도에라도 들어간다면 큰일이며 반신불수가 된다든가 수족이 마비되든가 하는 어처구니없는 일이 된다. 조금쯤인 것은 기침을 하든가 토해내든가 하여 나오기는 하지만 이것도 먼 원인(遠因)이 어디에 있는가 하면 그것은 바로 숙변 때문이다.

위는 근육이 3층으로 되어 있다. 즉 세로의 근육, 비낌의 근육, 가로로 둥글게 된 근육이다. 이들 근육이 각기 다른 수축함으로써 휘젓고 섞어 놓는 작용을 하게 되는 동시에 위의 내면에 분포하는 위점막으로부터 소화액을 분비한다.

소화액의 요소는 소화소라고 하여 고기나 치즈, 우유 등과 같은 단백질에 작용한다. 또 소화액에는 염산이 함유되어 있어서 뼈나 철이나 나무조각이나 가죽 등을 파괴하는 작용을 한다. 위에서 분비되는 이 염산이 신체 자신에게 해를 미치지 않은 것은 이상하다. 이 위염산은 대개 음식물중의 성분과 식염으로 보급되는 것이다.

음식물과 타액이 섞이어 교반1)(攪拌)되면 음식물의 화학적 변화가 일어나는 것이지만 그 문제는 지금은 논하지 않기로 한다. 음식물은 위벽을 통하여 흡수 될 것으로 생각되지만 그것은 잘못된 생각이다.

사실 위벽으로는 거의 흡수되지 않는 것이다. 흡수작용은 창자에서 일어난다. 굳은 음식물은 타액으로는 소화되지 않으므로 굳은 물건(음식물)은 반드시 완전한 저작이 필요하다.

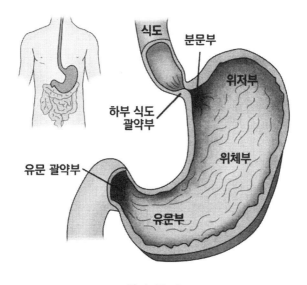

[위의 구조]

이것을 그대로 삼키면 변화가 없고 그대로 머물러 창자의 부담이 된다. 육류 등도 충분히 씹지 않으면 세균을 발생하고 위에서 분비하는 염산으로는 이들 세균을 박멸하기에는 불충분하다.

그러므로 육류를 과도하게 먹으면 신체의 건강을 손상시킨다. 육식 동물의 창자는 윤활하게 되어 있는데 사람의 창자는 톱니 모양으로 되어 있어서 그 때문에 음식물

---

1) 교반(攪拌) ; 휘저서 섞기

의 통과가 늦어지는 것이다.

위속에서 음식물이 처리되는 데는 보통 4, 5시간을 요한다. 그리고 창자에 보내지는 것인데, 실로 교묘하게 생겨 있다. 즉, 유문(幽門)을 통과하면 그 음식물은 결코 위로 돌아 올 수 없다. 그것은 반드시 내려가지 않으면 안 되는 것이다.

위의 작용이 충분하지 않으면 음식물은 부패한다. 그러므로 아침과 간식을 되도록 먹지 않든가 극히 소량으로 가볍게 먹도록 하는 편이 좋다고 나는 언제나 사람들에게 충고하고 있는 것이다.

만일 아침을 많이 먹는다든가 삶든가 구운 것만을 먹고 날 것을 먹지 않는다든가 하면 그 결과는 도리어 소화불량이 되든가 피로가 빨리 와서 식은땀을 흘리게 되고 여기서 오는 수분이나 염분의 부족은 발에 기계적인 고장을 가져와 소오렐씨병[발의 거골(距骨)주위염]을 일으키게 한다. 그것으로부터 변비를 일으켜서 숙변체류증(宿便滯留症)이 되는 것이다.

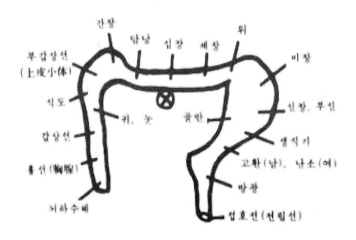

[대장과 다른 부위와의 관련]

2. 거친 것, 용적이 있는 것을 먹어야 한다.

우리들은 지나치게 부드러운 미식만으로 생활하는 일은 피하지 않으면 안 된다. 우리들은 굳은 음식(=거친 음식), 용적이 있는 음식을 먹지 않으면 안 된다. 그것은 창자의 활동을 자극하는 데에 중요하기 때문이다. 이들의 음식물은 단순히 창자를 자극할 뿐 아니라 창자를 세척하는 데에도 소용되는 것이다.

흰빵, 흰쌀, 육류, 계란 등은 거의 찌꺼기가 없으므로 변비를 일으킬지도 모른다. 그러므로 반도미(半渡米)나 현미, 맥류나, 거칠게 구운 검정빵이나 생야채, 해초류, 과일 등이 훌륭한 식품이다.

그리고 가장 좋은 이상(理想)을 말하면 일본 고대로부터 전해지고 있는 9종류의 식품-오곡, 야채, 해초류, 어패류, 과일, 현미로 만든 과자, 소금, 술, 물- 등이다.

그리고 날 현미에 생야채(건강자는 3종 이상, 병자는 5종 이상-어느 것이고 처음에는 분말로 하든가 짓이긴 것)를 먹는 일이다. 이것들은 창자의 활동에 필요한 만큼의 용적이 있다.   그러나 아무리 이상적인 식품도 과식하면 위를 혹사하니까 안 된다.

그 활동이 둔해지기 때문이다. 음식물이 소장으로 내려 갈 때에 새로 2가지의 소화액이 첨가된다. 그리고 소장의 길이는 약 6~7m가 된다. 이 2종류의 소화액이란 췌액과 담즙이다.   이 두 액체의 작용에 의하여 음식물은 다시 변하여 영양물로서 흡수되기에 이르는 것이다.

담즙은 화학적 작용을 일으키고 또 창자를 윤활하게 하는 역할을 하지만 담즙 그 자체는 대단히 해로운 것이다. 그러므로 담즙이 섞인 음식물을 부적당하게 오래 뱃속에 머물게 하는 것은 해롭다.   숙변을 보류하는 경우에는 그 독소가 다시 흡수될 위험이 있다. 이 담즙은 오줌의 5~6배가 되는 독이 있다고 평가되고 있다. 그리고 이 것이 거의 끊임없이 분비되고 있으므로 오줌과 함께 배설되지 않으면 안 되는 것은 당연하다. 오줌 속에 완전량의 요소나 요소을 만들어 배설하는 것도 해로운 숙변의 유무여하에 크게 관계가 있다는 것을 알아야 할 것이다.

음식물은 갖가지 소화액에 섞여 소장을 통과하는 데에 약 4시간이 걸린다. 즉 대략 1분에 3cm 약(弱)의 속도로 내려가는 셈이다. 위에서 창자로 옮기는 최초의 부분이 십이지장이다. 십이지장은 췌장과 간장으로부터의 분비액에 의해 작용한다. 원래이들 두 개의 기관은 창자의 일부분인 것이다.

그것을 태아에서 볼 수가 있다. 즉, 간장과 췌장은 십이지장이 팽창하여 이루어지는 것이다. 태아에 있어서 이 변화를 지켜보고 있으면 인류 진화의 도정(道程)을 알 수 있다. 이들 음식물의 통과로(通過路)로부터 혈액은 신체 전부를 순환하는 것이다.

그러므로 우리는 간장을 화학연구소라고도 또는 저장소라고도 볼 수 있는 것이다. 여기에서 창자에서 흡수된 음식물은 일종의 변화를 일으켜서 그것들이 신체의 각 조직에 필요한 영양소로서 흡수되는 것이다. 우리들이 소화하는 전분이나 당분은 가장 속에서 변화하고 저축되어 간액소로 된다. 우리들이 연료를 필요로 할 때에는, 간장은 이 간액소를 변화시켜 혈당으로 만든다. 이 혈당이 혈액에 섞여서 순환하게 되는 것이다.

이런 것은 간장 작용의 일부분인데, 이것에만 의해서도 이 기관이 얼마나 인체에 필요한 것인가를 알 수 있을 것이다. 이 중요한 간장의 활동이 피부의 생리적 기능에 지배되는 것을 잊어서는 안 된다. 또 그의 중요한 활동의 하나로는 담즙을 만든다는 일이다.

담즙은 간장, 담즙방광, 즉 담낭에서 분비되어 지방육을 만든다. 그것은 또 창자의 윤활제로 작용한다. 췌액과 함께 담즙은 같은 관구(官口)로 창자에 주입된다. 그리하여 음식물은 변화되어 유미(乳糜)로 되어 쉽게 흡수되는 것이다.

우리들의 건강은 창자의 바른 작용에 의하는 바가 크다. 만일 음식물이 발효하여 부패한다면, 금방 갖가지 증상을 나타내 소위 질병이 일어나는 것이다. 통례로 창자의 작용은 음식물을 반죽하고 짓이겨서 장벽의 수축으로 그것을 아래로 내려 보내는 것이다.

이 수축작용은 언제나 하나의 방향을 갖고 있다. 즉, 위에서 대장으로 향하는 것이다.　대장은 3cm 진행하는 데에 약 30분을 요할 정도로 완만하다. 그것이 소장과 같은 속도라면 그야말로 설사만 하고 있는 상태가 되어 장벽은 상하고 충혈하게 된다.　그것이 나았다고 해도 혈괴가 되어 퇴적하여 뒤에 말하는 숙변의 일종인 흑변으로 되는 것이다.

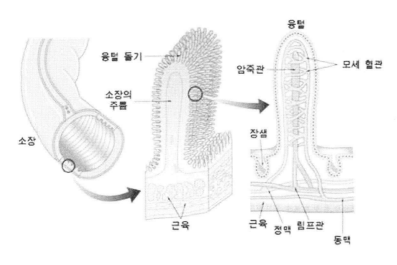

[소장의 내부와 융털(絨毛)의 구조]

이와 같이 소장의 긴 도정에 의하여 음식물이나 그의 잔재물이 보내지는 것은 조화의 묘라고 해야 할 것이다. 소장표면에는 무수한 작은 주름이 있어서 이를 융털(융

絨毛, 융모)라고 한다. 이리하여 음식물은 면적으로 환산하면 약 125m² 의 넓이에 접하면서 통과 한다. 여기에 함께 활동하는 것은 담즙, 췌액, 창자의 점막에서 분비 되는 소화액이다.

유미죽은 다음에 맹장으로 나아간다. 그리고 대장에 이르는데 이것의 길이는 약 1.3 m 이다. 이곳에는 세균이 허다하기 때문에 육류같이 단백질이 많은 식품은 여기서 부패하기 쉽다.   그리하여 유독물이 발생하고 이것이 신체에 흡수되는 것이다.

3. 원래의 식사

대장은 많은 경우에 그 당연의 기능을 발휘하지 못하는 것이다. 그래서 과학자 중에 는 대장은 무용의 장물이라고 말하는 사람도 있다.   정말 대장이 있기 때문에 수백 만의 사람들이 질병에 걸린다든가 죽는다는가 한다. 그러나 나는 감히 말하는 데 그 결점은 조화(造化)에 있는 것이 아니고 인간에게 있는 것이다.

이 일을 잘 점검하여 보려 한다. 인간은 수백 만 년 간 현대에 이르기까지 진화, 발 달, 생존하여 오고 있는데 원래 그 식사는 빈약한 것이었다.   산중턱의 굴이나 숲속 을 주거로 삼고 습지를 헤맨 인간은 간단한 배를 만들어 강과 바다를 항해하였다. 그리고 잡을 수 있는 것을 먹고 생활하였던 것이다.   물론 나무 열매도 먹고 있었다.

또 포복(匍匐)상태에서 서서 걷게끔 된 때에 그들은 작은 동물도 수렵하였다.   우리 들 조상의 음식물은 전부가 거의 날 야채든가 과일이든가, 바다와 육지에서 나는 산 것을 잡아서 먹고 있었던 것이다. 그러므로 창자는 그들의 식물대(植物帶)와 해산 (海産)의 것으로 형성되는 섬유조직을 소화하는 중대한 역할을 했던 것이다.

PART **2** .

만병의 근원

소화기계 (消化器系)

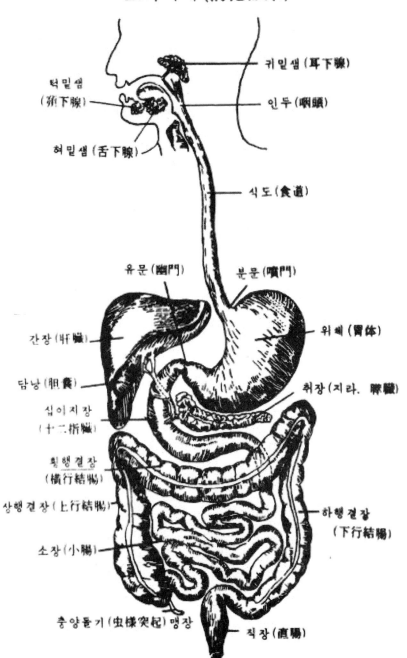

턱밑샘
(顎下腺)

혀밑샘 (舌下腺)

귀밑샘 (耳下腺)

인두 (咽頭)

식도 (食道)

유문 (幽門)

분문 (噴門)

위체 (胃体)

간장 (肝臟)

담낭 (膽囊)

취장 (지라. 膵臟)

십이지장
(十二指腸)

횡행결장
(橫行結腸)

상행결장 (上行結腸)

하행결장
(下行結腸)

소장 (小腸)

충양돌기 (蟲樣突起) 맹장

직장 (直腸)

| 제 2장 |

만병의 근원

1. 창자가 약해짐

우리들 조상의 음식물은 전부가 날 야채, 과일이나, 바다와 육지에서 나는 산 것을 잡아서 먹고 있었기 때문에 창자는 그들 식품의 것으로 형성되는 섬유조직을 소화하는 중대한 역할을 했었다.

그런데, 인간이 불을 발견하였을 때 식사 상에서 위대한 혁명이 일어났다. 인간은 고대만이 아니라 2, 3천년 전까지는 거의 모든 것을 날것으로 먹고 있었던 것이다. 발굴된 우리들의 조상은 턱과 치아를 보고 알 수 있는 바와 같이 삶은 연한 것만 먹고 있는 오늘날 인간의 치아나 턱이 아니다. 실로 견고하고 늠름한 것이다.

따라서 날 것 그대로 먹은 창자이므로 창자도 또한 튼튼하게 생겨 있었던 것이다. 그렇기 때문에 질병의 원인이 배에 있다는 것을 알아차리게 되는 것도 당연한 일로 일본의 고대에도 그렇고 중국의 고대나 히포크라테스의 시대에도 그렇다는 것을 문헌상으로 확실하게 알 수 있는 것이다.

무엇이든 날것으로 먹던 조상들의 창자가 불을 발견한 이래 삶든가 굽든가 하여 굳은 것을 연하게 먹었기 때문에 이때까지 강화되어 온 신체가 음식물이 쉽게 소화될 만한 형상으로 변화됨으로써 도리어 유약하게 되었다.

더구나 질병으로 고생하는 비율이 늘면 유전이다, 혈통이다, 부모가 물려준 것이라는 등 정신적으로 영향을 주었다. 사실상 조부모에게 정신이상자라도 있는 가정이면 틀림없이 손자대에는 광인을 내는 것을 보아도 나의 철학으로 말할 때는 우스광스럽기도 하고 오히려 가엽기도 하다.

그 연유는 「증상은 요법」이라는 원칙에서 말해도 「정신이상은 고칠 수 있다」라는 나의 저서를 읽은 분은 아시겠지만 「광인은 유전이 아니다」라는 학설로 말해도 그것은 결코 유전이 아니고, 그 가정이 창작하는 것이다. 그리고 정신작용은 육체상에 영향을 미치는 것이다.

삶든가 굽든가 한 것만 먹고 있어서는 당연히 대장의 활동은 둔하게 되어 고변(古便), 흑변(黑便), 사변(瀉便) 등의 소위 숙변이 정체되는 것은 당연하다. 창자가 막히면 그 부위에 따라 뇌수의 일정 부위에 영향이 미치는 것은 실험으로 확인된 사실이다.

그것이 또 신체 내에 영향을 주는데, 거의 전부라 해도 무방할 정도로 사지의 신경 계통이며 손발이 차다고 호소하는 자와 손발이 화끈거린다고 걱정하는 자가 있다. 이것은 모두 창자에서 오는 관계이며 도 정신작용을 예민하게 느끼는 것도 창자에 무용의 숙변이 있는 자에게 많은 것이다.

인간진화의 또 하나의 계제(階梯)는 우리들의 조상은 별도로 하고 유럽제국의 대부분이 농업에 종사하여 식물을 재배하고 동물을 사육 할 때에 일어난 것이다. 이들의 사육 동물은 인간에게 있어서 살아 있는 화학공장과 같은 느낌이 있었다.

즉, 그들의 동물은 풀이나 식물의 섬유를 먹고 쇠고기가 되고 양고기, 돼지고기가 되었다. 이쪽이 인간에게는 소화하기 쉽기 때문이다. 그리하여 인간은 음식물에 부자유가 없는 시대의 생활을 하게 되었지만 대장이 할 일은 더욱 적이지는 것이었다.

드디어 인간은 기계를 이용하여 음식물을 정제하게끔 된 것이다. 그래서 점점 대소장의 활동은 퇴화하게 된 것이다. 왜냐하면 창자의 작용은 본래는 굳은 것을 완전히 잘 소화할 힘을 가지고 있었기 때문이다.

우리들의 조상의 일은 농업과 어업이어서 수육(獸肉)은 먹지 않았다. 그래도 때로는 수렵을 하여 산돼지 등을 먹었던 것이다. 인간이 서서 걷게끔 된 결과 대장의 활동은 불리하게 되었다. 이것은 네발로 걷는 동물에서 볼 수 있는 것이지만 거기에 있어서는 창자는 수평으로 가로 놓이고 그 때문에 음식물의 통과는 인간보다도 더 쉽다.

인간의 경우는 음식물이 수직으로 이동하므로 일부는 인력(引力)의 법칙에 반하여 행해지는 부분도 있는 셈이다. 또 인간의 복벽이 동물의 것과 비교하면 약한 것은 허리띠를 매고 자든가 배두렁이를 한다든가 배를 차게 하면 안 된다고 배나 동체를 감아서 덮히기 때문이다. 물론 인간의 복벽은 동물의 그것보다 근육이 약하다고 하는 것은 사실이다. 그것은 있음직한 일이다.

그리고 숙변 즉, 변정체(便停滯)의 원인 중에 하나는 복벽이 약한 점이다. 그렇지만 이렇다고 해서 적당한 연성(鍊成)과 수양, 과학적인 생활, 휴양, 그 위에 유전(遺傳)을 고려하여 환경의 해를 제거하든가, 합법적인 음식물로 또 대장의 운동과 세척에 필요불가결한 생수를 마시든가, 굳은 음식을 먹든가, 간접적으로는 피부의 기능을 활동시키기를 한다면 자연히 교정 강화될 수 있는 것이다.

우리들이 건전한 창자를 얻으려 하여 일부러 야만상태로 돌아갈 필요는 없다. 음식물에서도 각각 자기의 가까운 거리의 주위에서 산출되는 것으로 만족하고 또는 생산해야 할 것이다.

이를 자동차로 말하자면, 내연기관은 공기와 연료의 적당한 화학작용이 있어서 효과적으로 작용하는 것과 같이 인간의 영양 기관도 그 구성에 적합한 음식물의 혼합이 공급될 때에 가장 잘 활동하는 것이다.

2. 정신이 약해짐

재를 남기지 않는 장작이 없듯이 배설하지 않으면 안 될 찌꺼기를 남기지 않는 음식물은 있을 수 없다. 기름이 타면 탄소가 남는다. 난로건 기차든 끊임없이 재를 내지 않으면 화력이 약해지는 것이다. 그와 같이 인체에 있어서도 폐잔물은 제거되지 않으면 안 된다. 그 세균이 붙은 폐잔물을 인체로부터 제거하는 것이 대장의 역할에 하나이다.

그리고 그것이 전부 통과하는 출구는 항문으로 부른다. 항문은 괄약근에 의해 보호되는데 그 괄약근은 항문을 폐쇄 상태로 유지하는 작용을 갖고 있다. 그리고 자재물인 분변(糞便)이 십분 축적되면 그 보도가 중추신경에 전해진다. 한편 중추신경은 척수로 통하는 신경에 명하여 항문의 괄약근을 이완시키는 것이다.

이 항문의 괄약근이 무능하게 되는 직접 원인은 다리정맥의 노창(怒脹) 또는 혹(瘚)에 있는데 이들의 원인(遠因)이 경부정맥의 노창이며, 이의 원인이 발의 손상이고 발의 고장은 사지를 관장하는 뇌신경의 마비이며 이 뇌신경의 장해가 장 내용의 정체에 기본하는 하는 것이다.

이 장폐색의 실험이 뇌출혈에 직접 영향을 미친다고 하는 것은 전에 게이오대학의 카와가미 박사의 교실에서 많은 학자가 이미 실험을 마친 일이다.

이렇게도 중요한 일이 창자에 축적된 오물에서 생긴다는 것을 알게 되었으면 이 불쾌한 느낌을 무시하여서는 안되는 것이다. 인간의 건강은 크게 이 감수성이 둔해져서 필연적으로 숙변 보류 즉, 만성변비로 되는 것이다.

만일 변의가 있을 때 바로 용변으로 가지 않으면 가령 10분이고 15분이고 아니 단, 5분 간이라도 늦으면 완전히 자연적 배설작용이 행해지지 않는 것은 누구도 경험하는 바 일 것이다. 이 배설작용은 의지의 힘으로 일시적으로는 억압되는 것이지만 한번 분변의 배설이 시작되자 그 작용은 전혀 자동적으로 되는 것이다.

형상이 좋은 분변이 항문의 신경에 닿으면서 통과할 때는 뇌에 기분 좋은 관능의 만족감이 전해지고 그것은 아무것과도 바꿀 수 없는 만족감이다.

우리들은 흔히 듣는 이야기인데 그것은 하등의 잔재물을 남기지 않는 소위 인공의 정제식을 섭취하는 문제이다. 과연 그것은 가능한 일이리라. 그러나 그 생각은 심리적으로는 적혀 잘못되어 있다. 우리는 정제식에서 어떠한 먹는 기쁨도 찾아볼 수 없을 것이다. 그리고 점차 그 자신도 점점 퇴화하리라. 왜냐하면 그 활동이 전혀 봉쇄되어 버리기 때문이다.

연변이 직장을 통과하여 몸 밖으로 나가면 쾌적한 만족감을 얻는 것이지만 한편 변비는 인간을 우울하게 하고 인생을 비관적으로 바라보게 하는 것이다. **항상 우울한 사람은 숙변 즉 만성변비자인 경우가 많다.** 이와 같은 사람들의 배설물은 가늘고 동강동강이 되어 있는가 둥글고 도톨도톨 딱딱하게 되어 있든가 잿빛 쥐색이 들어 있든가, 양도 적고, 횟수도 하루나 이틀 없는 수도 있든가 근소한 수도 있다.

그렇기 때문에 창자를 통해 인간생활을 심리적으로 다시 볼 때 일국민의 생활을 크게 바꿀 수도 있으리라. 창자의 활동이 활발한 국민은 생기에 찬 기쁨의 국민이다. 그러므로 비관자가 필요로 하는 것은 정신분석학이 아니고 장벽(腸壁)을 손상시키지 않는 도리어 창상(創傷)을 치유하는 약의 힘을 겸한 완하작용이 있도록 고안하여 만들어진 약제이다. 이와 같은 성스러운 약제가 있다는 등을 말하면 이제까지 교육을 받은 보통의 의사는 웃음을 터트릴 것이다. 그러나 실험을 한 의사는 오히려 경탄하고 있는 것이다.

이 문제는 언젠가 뒤에 말하고 싶다고 하는 것은 지금 나는 추운 지방에 대해 얼지 않는 수산화마그네슘을 고안하여, 아직 만들지는 않고 있지만 근간에 「스이마그」라고 하여 낼 작정이고 또 한편으로는 입맛이 좋은 효과에 있어서는 변함이 없는 완하작용 겸 창상제이며 일산화탄소의 소거제로 제산제염의 작용이 있는 것을 고안 연구하였으므로 이것도 머지않아 등장할 터이다.

다만 여기에 부언하여 두고자 하는 것은 다른 약제를 쓰면 필연적으로 그의 반동이 일어나서 도리어 만성변비증이 되는 것이다.

그렇지만 내가 고안한 것은 용량의 가감에 의하여 배설은 자연이다. 약간 무르면서 모양이 좋고 기분이 좋게끔 하는 것이 자연이다. 다시 나아가 약제의 힘을 비리지 않고 자연스런 변이 있을 만한 배의 상태를 만드는 것이 그 목적인 것이다.

나의 생각으로는 「오호 의폐」의 일절에 있는 것 같은 인심(仁心)의 마음가짐으로 하여 왔고 또 하여갈 작정이다. 시국(時局)을 인식하고 참으로 어진 마음의 정신을 갖고 만들어 준다면 번영도 하고 세인도 공인도 인정할 터이다.

아무리 천하의 면약을 만들어도 이것을 직접 만드는 사람들의 마름 속에 남을 위하고 세상을 위하여 만들고 있다는 생각을 갖고 제약에 종사하는 것과 자본가의 노예라고 생각하면서 제약에 종사하는 것과는 10년으로 대성할 것이 도리어 파괴되어 버리는 것 같은 결과가 된다.

금후 내가 고안하는 다음의 것을 만들어 줄 사람들을 위해 한마디 참고로 말해둔다.

니시식이라는 것은 신체의 건강만을 겨눈 것은 아니고 고매한 정신을 창조한다. 「건전한 정신은 건전한 육체만에 깃든다.」 「건전한 육체는 건전한 정신 만에 깃든다.」 양자는 둘이면서 하나, 하나이면서 둘인 것처럼 인격이 숭고하여서 무병일 수 있다고도 말할 수 있다.

사업이 번영하는 것도 쇠퇴하는 것도 사업 그 자체를 육체라고 하면 이것을 경영하는 사람들은 정신이다. 좋은 것은 시국과는 관계가 없다. 좋은 것이야말로 당대와 같은 시국에 필요한 것이다.

모든 것이 배(腹)다. 배를 어디에 놓는가이다. 배를 어떻게 고정시키는 가의 하나이다. 복식호흡의 배의 건강은 아니다. 배를 기계적으로 불룩하게 하든가 수축시키든가 굽히든가 하여 배의 건강으로 생각하는 것과 같은 것은 극히 저급한 아사쿠사 깊은 산 대로(大路)의 재주꾼이 하는 노릇이다.

배의 참된 건강이야말로 정신의 건강자이다. 그 지도자는 인격적인 면에 있어서 남도 용서하고 자기도 용서하는 깊은 속을 지닌 인물이 아니면 안 된다.

3. 배변이 잘 안됨

길이가 대체로 1.5m에도 못 미치는 대장 내에서 중대한 변화가 일어날 것이다. 대장 속에는 수많은 미생물이 있다. 그러나 식사와 수련과 환경만 바르면, 이들의 미생물은 우리들의 적으로 되지 않고 우리 편으로 될 것이다.

과도하게 육식을 하면 해롭다고 하는 것은 산성 물질이 쌓이는 것도 그 하나의 원인이지만, 육식 특유의 미생물이 발생하기 때문이다. 실제로 이들의 미생물은 건전한 신체를 해하는 것은 아니다. 그들의 어떤 것은 창자 속에 있어서 도리어 바람직한 변화를 일으키는 데 필요하다. 장내의 미생물을 살균하여 미생물이 자라지 못하도록 기도(企圖)된 일이 있었다. 그러나 그 기도는 끝내 실패로 돌아간 것이다.

변통의 횟수에 관하여 여러 가지 우스꽝스런 일이 씌여 있다. 어떤 자는 인간은 하루에 5회 배설하지 않으면 심한 변비증이라고 말하고 있다. 그러나 사실 이 생각은 잘못되어 있다.

젖먹이나 어린이 등은 5회고 6회고 배설하는 것은 좋은데, 어른은 여윈 사람은 별도로 하고 살이 많은 사람 등은 하루에 3회라도 결코 그것은 건강을 해하고 있다고는 할 수 없다.

가령 하루에 1회의 배설이라도 충분한 양만 나온다면 누구라도 건강을 즐길 수 있는 것이다. 요는 우리들이 섭취하는 음식물의 종류에도 따르는 것이다. 사람에 따라서는 소식이기 때문에 대식의 사람보다 변통의 양이나 횟수가 적어서 좋은 경우가 있다.

요컨대 살이 찐 사람은 3회, 중간형인 사람은 2회, 여윈 사람은 1일 1회는 반드시 배변이 있도록 유념하는 일이다. 설사 등을 한 다음에는 도리어 2, 3일 변비를 하는 것이 당연하다.

다시 말하는데 어떤 사람은 다른 사람보다 정제(精製)된 식사를 한다. 그 때문에 설사를 통해 배설되는 물질은 적은 셈이다. 모든 경우를 통하여 중대한 것은 식사법이다.

만일 사람이 각종 육류와 같은 창자에서 부패하는 음식을 주로 먹을 때에는 장내의 세균도 활발하게 활동하여 해롭게 되는 것이다. 더욱 그 위에 근육, 혈액은 애치도 시스로 기울게 될 것이다.

이런 경우에는 신체의 세포는 문자대로 비료를 준 것처럼 되어 이런 토양에는 질병을 발생할 미생물이 번식하게 되는 것은 의심할 바도 없는 사실이다. 그러므로 나는 변비 환자의 건강 상담에 초청되면 나는 잘 때 잠옷에서 복부를 노출하게 하든가 혹은 된장을 붙이든가 그렇지 않으면 한천식 요법이나 나의 단식법을 바로 실행하든가를 말하는 것이다.

왜냐하면 다른 갖가지의 약제를 쓰지 않고 한천식 만으로 숙변 보류 즉 만성변비를 고치는 데는 창자를 4, 5일간은 휴양시키는 일이 필요하기 때문이다. 그 간에 근육이나 혈액, 장액이 정제되어서 생체 본래의 세력이 회복하여 창자는 윤동을 일으키기에 이르는 것이다.

거의 대부분의 숙변 보유 환자는 각종 다양의 약제를 많이 사용하고 있다. 약제는 소화기관의 각 조직을 마멸시키므로 하제는 가능하면 쓰지 말고 조직의 회복을 기다리는 것이 좋다.

창자의 건강에 관해 주의해야 할 점은 분변은 단순히 소화 안 된 물건으로만 되는 것은 아니고 신체의 각 조직에서 창자 자신에게 배설되는 바의 갖가지 독소로 이루어져 있다는 사실이다. 이것은 실험에 의해서도 판명된다.

가령 창자의 하부를 다른 부위로부터 기계로 일시 절단하여 볼 때 그 하부에 다른 부에 분변과 흡사한 것이 축적되는 점에 의하여도 판명되는 일이다.

이 물질은 음식물의 찌꺼기는 아니다. 왜냐하면 기계로 절단되어 있으므로 음식물의 산재는 그곳에 도달할 수 없을 터이다. 이 이유로 창자는 신장, 피부, 폐장 등과 같이 일류의 배설 기관이다. 그 물질의 대부분은 유독물이므로 배설의 작용은 신속하고 완전하게 행하여지지 않으면 안 된다.

이 목적을 위해서는 배설할 때의 신체의 올바른 자세가 중요하다. 완전히 직장을 비게 하는 이상적인 방법은 서양식 변기보다도 종래의 일본식이든가 혹은 원주민이 하고 있는 방법이다. 나는 웅크리는 자세의 위치가 가장 좋다고 생각한다.

도시에 있어서는 물은 우리들의 신체에서 나가 하수든가 하해로 흘러가게 되어 있다. 우리들의 전매물이나 독소를 처리하여 주는 이들의 좋은 설비에 대해서는 위생기사에 감사하지 않으면 안 된다. 그러나 이들 기사들이 우수한 설비를 해주지만 보통의 설비는 심리학적으로 말하면 아직 만족한 배설작용과 일치하지 않은 것이 있다.

서양식 변기가 너무 높은 것은 그 목적 때문에 압박되는 하복부의 근육이 어는 정도 마비된다. 그리고 부적당하게 긴장되므로 탈장이나 맹장염이 될 우려가 있다. 일반 일본식의 배변법도 결코 이상적이라고는 할 수 없으며 18~24cm 정도의 높이가 있는 받침대가 좋다. 그래서 어느 정도 가볍게 배에 힘을 주는 것은 필요하기는 하지만 옆에서 들릴 정도로 힘을 줄 필요는 없게 된다.

그러니까 웅크리는 위치가 가장 자연스러운 것이며, 그 때 넓적다리는 신체의 앞쪽으로 나간다. 이리하여 하복부가 지탱되는 셈이다. 한즉, 탈장의 구멍은 막히므로 가벼운 정도로 합리적으로 힘을 줄 수 있게 되고 또 안전할 터이다.

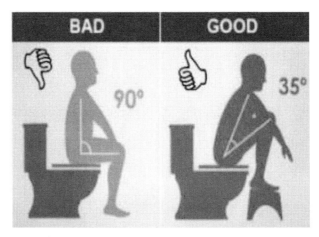

[나쁜 배변각도와 좋은 배변자세각도]

이 점에서 부언하고자 하는 것은 많은 사람들의 분변이 말라 있다는 일이다. 그것은 수분이 부족하기 때문이며 신체는 매일 상당량의 수분을 필요로 하는 것이다.

만일 수질이 나빠서 수분을 얻을 수 없는 토지라면 날 파라든가 마늘, 부추 등을 먹는다면 지장이 없지만 뭐니 뭐니 해도 맑은 생수를 먹는 것보다는 못하다.

만일 수분이 적으면 음식물의 찌꺼기를 부드럽게 하고 윤활하게 할 수가 없는 것이다. 한편 신체도 소화 기관으로부터 조금씩 수분을 요구하므로 분변은 점점 건조하게 된다. 다시 부언하는 것은 숙변보류자 즉, 만성변비자는 짙은 차나 1시간 이상 지난 차는 피하는 것이 좋다.

떫은맛이 너무 센 것은 안 되는 것이다. 그러나 생수로 낸 엽차라면 1시간 이상 2, 3시간 지나도 하등 지장이 없다.

소위 물차(水茶)라면 15시간 지나도 해는 없다. 배설 시에 웅크리는 위치가 유리하다고 하는 또 하나의 이유는 하복부의 수축이 방출 작용을 돕는다고 하는 것이다. 의자가 높으면 이 중대한 운동은 곤란하게 된다. 그러므로 자리의 앞쪽에 의자나 걸상을 놓고 거기에 두 발을 올려놓으면 웅크리는 좋은 자세가 된다.

이런 중대 문제에 대해서 크게 세론을 환기하지 않으면 안 되는 것이지만 불행하게도 상류사회에서는 화제에 오를 수 없는 것이다. 그렇지만 나의 이 말이 문제의 해결에 얼마만큼이라도 공헌되기를 간절히 희망하는 것이다. 이것은 또 위생기사의 일이기도 한데 그들은 주로 세론대로 움직이는 사람이 많은 것이다.

배설시의 신체의 자세가 숙변보류와 건강상에 미치는 관계가 얼마나 중대한 일인가를 말하는 사람은 적은 것이다. 말할 필요도 없이 화장실의 설비는 필요한 때에 바로 간편히 들어 갈 수 있었으면 한다.

내 생각으로는 용지를 쓰지 않고 기분에 맞는 적당한 온도로 항문을 씻을 수 있는 설비로 하였으면 한다.

다만 타월로 씻을 뿐으로 종이는 전혀 무용으로 한다. 그 결과 첫째로 치질이 될 염려가 없다. 항문을 십분 팽창시키고 나온 그 멋진 배설물을 차분히 바라 볼 수 있는 설비는 참으로 만족적이고 쾌감이 나는 것이다.

그러나 지금의 기사들의 생각은 당치 않는 일로 그런 비위생적인 바보스런 일이 있겠는가 하고 일소(一笑)에 붙여 버리겠지만, 60세쯤 되면 그런 것을 만들어 보고 싶다는 생각이 들게 될 것이다.

그래서 우리들은 이런 심신공통적인 철학가적인 사상의 소유자인 근대적 방법의 발명가의 출현을 열망하는 것이다. 그렇지 않으면 하루라도 빨리 그들이 한 걸음 나아가 화장실의 좌석을 자연히 웅크리는 자세가 되도록 하나의 고안을 해 주게 된다면 문명세계의 전인류는 깊은 감사를 드리게 될 것이다.

PART 3.

숙변의 제원인

| 제 3장 |

숙변의 제원인

1. 식이 생활이 잘못됨

앞의 장에서 우리들은 숙변보류 즉, 만성변비의 두 가지 원인을 알았다. 자연의 요구를 무시하면 이런 상태가 되고 또 배설 작용 때 나쁜 자세 습관을 붙인다면 더욱 안 되는 것이다.

'보지 않는 것은 날로 소원(疎遠)하여 진다' 라는 속담이 있지만 이것은 숙변에는 응용되지 않는다. 그 이유는 굳은 오물로 창자가 가득 차면 보지 않은 것 날로 소원해지기는커녕 점점 괴롭게 되어 그것을 구제하는 데 청탁 받은 의사의 편에서도 상당한 고심을 겪게 된다.

하지만 결국 무리한 약제의 힘으로 배설하는 것이 습관화되어 버리고 뒤에는 그것도 듣지 않게 되며 손발은 얼음처럼 차게 되는데 이것도 극단으로 가면 거꾸로 뇌신경을 자극하여 변통의 작용을 일으켜 배설하는 상태로 된다.

젊은 동안이나 건강한 때에는 그래도 무방하지만 그러면서 부지부식 중에 나이를 먹고 그것이 장년을 지나면 손발이 만성의 마비 상태가 되어버리는 것이다. 이미 말한 바이지만, **숙변 즉 만성변비의 또 하나의 원인은 식사를 그릇되게 하는 일**이다.

이것은 대단히 중요하므로 이 문제로 한 장을 할애하고 싶으나 지금은 거친 음식물의 의의에 관해 말하기로 한다. 물론 여기서 우선 말하고자 하는 음식에 관한 것은 활동하고 있는 사람들을 대상으로 한 것이다.

거친 식품이란 식물의 섬유(纖維)를 말하는 것이다. 그것은 모든 야채, 곡류, 과일에서 볼 수 있다. 지금 시점에서 이상(理想)의 것이 섭취되지 않는 것은 당연하나 많은 사람들이 야채류는 소독하지 않으면 날 것으로 먹을 없는 것으로 단정한다.

그러나 우리 집에서 단 한 번이라도 소독한 일도 없고 물로 씻은 것을 날로 먹는데 기생충에 걸려 고생한 일은 한 번도 없다. 결국에는 숙변을 괴지 않게 하기 때문이다. 가령 회충의 알이 생야채에 붙어 장속에서 부화했다고 하면 그것이 15cm 정도 성장하는데 8개월을 요한다는 것이다.

4개월로 15cm로 성장한다고 미국의 학자가 보고하고 있는 것에 동조하는 사람도 있으나 4개월이고 6개월이고 간에 그 회충이 크게 되는 데는 온상(溫床)이 필요하다. 온상이 없으면 회충도 성장할 수는 없다. 여기서 온상이라는 것은 낡은 분변을 말하는 것이다. 분변이 전부 신구 교체되어 낡은 숙변이 정체되지 않으면 여하한 기생충도 자랄 수 없다.

그런데 현대 의학자는 숙변 같은 것은 없다고 한다. 어째서 그런가 하고 물어 보니 시체를 해부해 보아도 지금까지 정체된 분변을 본 일이 없다는 것이다. 그것은 확실하다.

앓다가 죽은 사람을 해부한 것을 나도 4, 5회 실지로 본 일이 있다. 원래 해부라고 하는 것이 살아 있는 것을 강제로 할 턱도 없고 해부라고 하면 시체이고 그것도 특별한 사정이 없는 한 대소장까지 절개하는 일은 별로 없는 것이 많은 실례이다.

해부라도 될 만한 대부분의 환자는 오랫동안 앓고 있는 중에 숙변은 배설되는 것이

상례이다. 질병 그 자체는 원래 처음의 건강체로 회복하려고 하는 것이 자연현상이기 때문에, 질병의 근원이 되는 숙변을 배설하여 버리고 구제하여 버리고자 활동하기 때문에, 그러기 위해서는 복통을 일으키기도 하고 두통을 앓기도 하며, 수족이 마비도 되고, 경련을 일으키기도 한다든가 눈이 보이지 않게도 되고, 어깨가 엉키기도 하고, 등이 아프기도 하고, 구토를 한다든가하는 갖가지 증상을 나타내는 것이다.

복통이 났을 때는 바로 붕어 운동을 하면 나아버린다. 그것이 기차속이든 전차속이면 앉은 채로 붕어 운동을 하지만 하면 낫는 것이다.

배변을 참기 때문에 일어난 복통이면 배변만 하면 바로 낫고, 과식하고서의 복통이면 바로 토하든가 설사를 할 터인데 생수를 보급하지 않으면 탈수 작용은 요독 증상을 나타내므로, 토하(吐下)를 한 때는 생수의 보급을 잊어서는 안 된다.

그런 것을 복통이 난다고 하여 돈복제(頓服濟[2])를 먹고 통증이 멎었다고 좋아한다든가, 주사로 통증을 멈춘다든가 하는 동안에 창자는 마비되든가 중독되든가 하는 것이며 그것이 돌이킬 수 없는 장염전이나 장폐색, 내장유착이 되어 건강을 잃어가는 몸으로 전락되는 것이다.

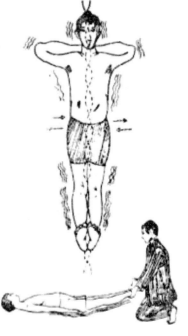

[붕어 운동]

창자의 고장이 만병의 원인이라고 알았으면 창자를 자연대로 활동하도록 해야 한다. 그렇게 하는 데는 이들의 거친(粗) 음식물에 대하여 대강을 언급하여 보기로 한다.

---

2) 돈복제(頓服濟) ; 단번에 먹는 약

거친 음식물, 조잡한 식품이라고 말하는 것이 적절할는지 모르겠으나 요컨대 식물의 섬유를 말하는 것이다.

모든 곡류, 과일, 야채류의 일체를 날것대로는 먹을 수 없다고 하는 사람이 있다. 그 사람은 자신이 문화의 첨단을 간다고 알고 있으며, 그러면서도 감기만 들고 검푸른 얼굴을 하고 목에는 목도리를 하고 기침만 하며 시종 코만 푼다든가 하고 있는 사람이 있다.

근래에 와서 날것을 먹게끔 되고 목욕 후에는 발에 찬물을 붓게 되어서 얼굴색도 조금 좋아졌지만 그래도 소독 이야기만 하고 있다. 나도 적당한 소독과 조리를 한 것은 우수한 식품이라는 정도는 알고 있다.

그러나 관동 대지진의 때에는 보통 때의 위생가(衛生家)도 시체가 빠져있는 공원 내의 생수를 마구 마신 것을 알고 있는데 그래도 병에 걸리지 않았다. 그래서 이들 거친 식품이 우리들의 식사 중 중요한 역할을 하는 것이라는 점은 창자의 건강상, 필요불가결한 것이다.

물론 섬유질은 소화되지 않는 물건이다. 그것이 위를 통과하든 창자를 통과하든 흡수되는 것은 아니다. 아무런 영양이 되는 것은 아니지만 창자의 건강에는 필요한 것이다. 우리는 이미 용적이 있는 것을 먹지 않으면 안 된다고 말하였다. 하지만 그것은 과식하라는 의미는 아니다.

우리들의 식사는 다만 소화되는 식품만이어서는 안 된다고 하는 의미이다. 음식물에는 얼마간 소화되지 않는 섬유질이 섞여 있지 않으면 안 된다. 이 섬유는 전 소화기관 즉, 이(齒)에서 직장까지를 청소할 직분을 갖는 것이다.

그렇다고 해서 우리는 이 용적이 있는 식품을 과도하게 먹어서 좋다는 뜻은 아니다. 참으로 이상적인 현미식 같은 자연식을 섭취하고 있다면 굳이 현미에 붙어 있던 겨나 기타 소화되지 않는 것을 먹을 필요는 없다.

그러나 정제된 식품만을 먹고 있는 사람은 겨와 같은 것을 먹으면 변비 상태를 완화하는 것을 알게 될 것이다. 만일 우리가 과일이나 조리되지 않은 야채, 때로는 열탕으로 2분간 데친 정도의 것을 먹는다면, 창자의 근육이 활동하는 데는 충분하다.

나쁜 종류의 음식을 과식하면 변이 정체되는 큰 원인이 되며 속담에 '적당히 먹으면 무엇이든 맛있다'고 하는 것은 진리이다. 그러므로 뒷장에서는 숙변 즉, 만성변비의 해를 제거하는 식사 요법을 말할 것이다.

어떤 경우에는 날 때부터 창자에 결함이 있어서 숙변의 정체를 일으키는 수가 있다. 이러한 결함은 적절하게 고려되어야 한다. **그러는 데는 내가 제창하는 붕어운동이든가 야간 취침 시 이불 속에서 배를 노출시킨다든지, 목욕 때의 복부 부활욕이든가, 기타의 방법이 필요하다.**

위나 창자가 이완되고 있을 경우에는 소화 작용이나 창자의 윤동 운동도 둔하게 된다. 하나의 예를 들어보면 복부에 들어있는 창자의 속을 건강상태라면 음식의 찌꺼기는 쉽게 통과하여 직장으로 내려가는 것이다.

그런데 창자가 이완되어 있으면 그 내용물은 내려가다가 되돌아온다든가 하고 있다. 그 결과 그의 운행은 늦어지고 가장 이완된 부분에 퇴적하여 그 잔재물은 발효도 하고 부패도 한다.

소위 자가 용해를 일으켜서 뇌 속의 혈관을 마비시킨다든가, 팽창시킨다든가 하며 나아가 출혈하여 반신불수로도 되는 것이다. 이때가 증상 즉 요법임을 알아차려야 할 때이다. 불수를 일으켜 쓰러졌으면 쓰러진 것이 요법이며, 수평으로 누워 있으면 반드시 열이 나는 것이다.

그 발열이 있기 전에 쓰러져서부터 20분 전후에 지금까지 차게 되어있는 이마 부위에 손가락을 대고 체온을 재어보면 따뜻하게 되는 것이 느껴지는 것이다. 그것을 그대로 두면 39°, 40°로 되기 때문에 호흡이 가쁘게 된다.

그렇게 되기 전에 사지를 조용히 수직에 가깝게 들고 미동을 주면서 모관운동을 1분 반 내지 2분만 하여 주고 조용조용히 외풍에 직접 맞지 않게 통풍을 좋게 하고 편안히 눕혀 두는 것이다.

그 때 얼굴이 창백하면 베개를 빼고 붉으면 베개를 베게하고 실내는 어두컴컴하게 하고 변통을 붙인다고 하여도 1일 1회 이상의 관장은 금물이다. 먹을 수 없다면 오히려 그것이 자연이므로 단식 쪽이 도리어 좋다.

생수만 보급하면 결코 걱정할 필요는 없다. 그런 것을 음식을 먹이지 않으면 야단이라든가 영양주사라든가 영양 주장(注腸)이라든가 하면서 주위에서 법석을 떨기 때문에, 본인으로서는 「대단한 중병이라도 걸린 것이구나」 하고 정신적으로 지게 되고 살아날 기력을 잃어버리는 것이다.

이것은 평상시 섬유가 적은 음식만을 골라서 섭취하고 있다든가, 익힌 것만의 산성 음식에만 편중하면 부지부식 중에 숙변을 체류시켜 버린다. 이것은 혈압이 그다지 높지도 않고 변통은 1일 1회, 어떤 날은 2회도 있으므로 자기는 결코 뇌일혈 등에 걸리지 않는 다고 언제나 자랑삼아 말하고 있었는데 갑자기 뇌일혈을 일으킨다든가 의사로부터 보증한다고 들은 다음날에 죽은 예도 있다.

또 뇌일혈을 전문으로 하는 의사가 뇌일혈을 일으키는 등 모**두 그 원인은 배에 있으며 배는 또 음식에 의하여 결정지어지는 것**이다. 음식에 따라서는 창자가 팽창하는 수가 있다. 이것도 위에는 숙변 정체의 원인으로 되는 것이다.

이 경우에는 일정한 음식으로는 창자의 운동을 자극하는 데에 불충분하게 된다. 이 상태는 관장의 남용 때문이거나 또는 직장협착에서 일어나는 것이다. 때때로 항문의 괄약근이 굳기 때문에 장내에 잔재물이 정체된다. 그리고 이것이 축적하면 대장이 팽창하는 것이다.

어떤 경우에는 식품의 섬유가 창자 일부분에 부착한다. 또 때로는 그 부착물이 창자를 배에 유착시키든가 한다. 이 때문에 창자의 활동이 약해져버린다. 그리하여 외과적 수술을 하지 않으면 안 되게 된다. 더욱이 불행한 일로는 이러한 수술은 습관이 되어서 가끔 반복되는 수가 있다는 것이다. 사실 인체에 있어 수술은 적으면 적을수록 좋은 것이다. 재차 수술을 받지 않는 신체로 만들 필요가 있다.

수술을 피하기 위해서는 그 사람의 생활과 습관을 검사하는 일이 바람직하다. 나의 저서 「니시식 건강법」에서 말한 것처럼 이것은 자연의 요법으로 쉽게 행해지는 것이다. 확실히 숙변의 치료는 가능하면 해부도(解剖刀)나 여러 약품을 사용하지 않는 것이 바람직한 것이다.

예부터 문제가 된 것이나 숙변보류자의 유전과 환경도 고려를 요한다. 가족 모두가 위장이 나쁘다고 하는 경우도 있다. 그리고 그 경우에 그 가족의 생활습관이 숙변 정체를 가져 오도록 기울어져 있는 것이다.

때로는 양친의 만성변비증이 그들의 아기들에게 유전할 수도 있겠지만 동시에 그 가족에게 공통된 생활습관으로부터 한 집안이 숙변보류자로 된다. 그 가족에 있어서의 식사요법, 기타의 보건법을 바꾸지 않는 한 숙변보류증을 고쳐지지 않을 것이다.

사람의 환경도 또 장근육의 활동에 영향을 미치는 것은 의심의 여지가 없다. 예컨대 육상에만 사는 사람이 바다를 항해하면 변비가 된다. 동시에 긴 기차여행도 변비를 일으킨다. 그러나 이렇게 하여 일어난 변비는 통례로 일시적인 것이다.

다음 장에서 다루겠지만 수산화마그네슘 이외의 하제를 사용하는 것은 잘못이다. 어째서 그런가 하면 그것은 창자 전체에 나쁜 반동(反動)을 일으킬 뿐 아니라 칼슘 결핍에 떨어질 경우도 있고 엠보리 등에 걸릴 두려움도 있기 때문이다.

그렇다고 하여 또 배에 가득 부패한 음식물이나 잔재물을 체류시켜 두는 것도 좋지 않다. 만약 기차여행자가 변비가 된다면 그것은 열차식당의 요리의 특징인 부패하기 쉬운 음식을 피하고 야채나 과일, 곡류 등으로 찾는 것이 좋다. 이들의 음식물은 부패라기보다 발효되는 정도이므로 해도 비교적 작다. 이와 같은 간단한 식사를 하면 창자의 활동은 조속히 회복 될 것이다.

누구든지 많은 생수를 마시지 않으면 안 된다. 수분의 결핍이 유해한 숙변 보류의 큰 원인이다. 인체의 각 세포도 물을 필요로 한다. 물 없이는 활동하지 않는다. 음식물은 유동체로 바뀌지 않으면, 신체의 세포에 도달하지 않는 것이다.

보통의 분변은 7할의 수분으로 되어 있으므로 수분이 적은 식사법은 필연적으로 잔재물을 굳게 한다. 이 때문에 인체에서 배설하는 것이 곤란하게 된다. 그래서 수분을 창자 자신에게서 섭취하지 않을 수 없게 되는 것이다.

단 마실 수 없는 것을 무리하게 마실 필요는 없다. 마실 수 있게끔 하여 마시는 것이다. 덧붙여서 창자에 따르는 신경은 장내에 수분이 결핍되면 활동이 둔하게 된다.

그러므로 수분은 배설을 부드럽고 윤활하게 하는 데에 필요하며, 이 점 섬유물을 섭취하면 그것은 수분을 잘 흡수하므로 형편에 맞지 않는다. 이렇게 할 때에는 숙변보류는 피할 수 있는 것이다.

그러나 내가 말하는 의미는 항상 물에 담근 식사만을 하라고 하는 것은 아니다. 그렇기는 커녕 식물 자체는 적당히 굳은 편이 좋다. 그것은 저작의 보람이 있기 때문이다.

그리고 식사 동안에 많은 물을 마시지 않는 것이 좋다. 모든 과일, 야채에는 많은 수분이 있다. 그러므로 이런 것들을 먹고 있으면 그 때에는 그다지 물을 마시지 않아도 좋은 셈이다.

2. 차에 대한 조심

숙변보류는 남자보다도 여자에게 많다고 알려져 있다. 여기에는 여러 가지 이유가 있다. 그 하나는 여자는 조심성이 깊다고 하는 점이다. 그러나 이 깊은 조심성이 그릇된 관념이다.

부끄럽다는 감정은 남녀 공통이지만 특히 여자에게는 더 심하다는 것이 생물학적 근거를 가진다. 이 수치심은 물론 사교상의 가치를 갖고 있다. 그러나 몸밖에 소변으로 독소를 배설하기 위해 자리를 뜨는 것을 혐오하게 되어서는 그 해는 보상될 수 없는 것이다.

젖먹이나 어린이들은 이런 수치심이 없는 것이 특성이다. 어린이는 자기의 작은 몸이 배설작용을 하려고 하면 바로 어머니나 유모에게 알린다. 그런데 허영심이 센 어머니는 그것을 들으면 크게 화를 내므로 어린이들은 손님이 있을 때는 참지 않으면 안 된다. 차차 어린이는 이 자연의 요구가 일어났을 때는 야단맞을 각오를 하지 않으면 안 되고 억지로 참는다. 그리하여 수치감이 발달하여 오는 것이다.

자연의 이 생리적 필연성의 요구에 응하느냐 또는 참느냐 하는 마음의 갈등에서 어린이는 자신이 그릇된 방향으로 단련되어 가야 하는 필요성이 생기게 되는 것이다.

이 본능에 대한 무리한 금지에 덧붙여서 청춘기에 이르면 성적차별이 발달하여 화장실에 간다고 생각하는 것으로도 수치심이 점점 더해지는 것이다. 이것이 이유가 되어서 변비는 남자보다 여자에게 많아지는 것이다.

때로는 여자에게 있어서는 남자보다도 시설의 혜택이 갖춰지지 않는 경우가 있다.

그러나 사회 각 분야에 있어서와 같이 남녀의 기회균등이 이루어진다면 이 그릇된 수치감도 적어질 것이다. 그러니까 우리는 이 그릇된 생각을 고치도록 어린 시절부터 시작해야 한다. 그리고 자연의 요구를 억압하는 것이 얼마나 해로운가를 깨닫지 않으면 안 된다. 그리하여 어린이 마음에 수치심을 심지 않도록 해야 한다.

숙변체류의 또 하나의 원인은 아무리 비타민C를 풍부하게 함유한다고 해도 짙은 차를 아침부터 밤까지 하루 종일 토병(土甁) 속에서 부글부글 끓인 타닌이나 수산이 우러나온 차를 과도하게 마시는 일이다.

이런 취미를 갖게 되는 것은 특히 4, 50대에서 60대 부인들 사이에 많은 일이다. 앞에서 나는 수분이 필요하다고 말하였는데 그것은 잠잘 때 야간에 체중이 주는 사람만의 일로 자기로는 거의 느끼지 못하는 발한 때문이다.

전에도 회원이 아닌 17명의 하룻밤 체중 감량을 3일간의 실측(實測)으로 조사했는데 감량은 최대가 1387.5g, 최소가 277.5g 이었다. 만약 땀 중의 염분을 양자 같이 0.5%로 가정하면 전자는 하룻밤에 7g의 식염 손실이고 후자는 1.4g이 된다. 이것이 수분으로써는 전자는 하룻밤에 7홉 6작, 후자는 1홉 5작의 피부 증발이다.

전자는 밤에 침상 속에 난로를 넣고 요는 3매를 사용, 인상은 색이 거므스름하고, 관골이 크며, 볼이 빠진, 일년중 위장이 약하고, 기침만 하고 있는 63세, 키 163cm, 체중 약 55kg의 실업가이며 가까이 가면 일종의 이상한 체취를 풍기는 사람이다. 최소자는 나체로 자는 습관이 있고 평소에는 대단히 건강한 사람으로 술 담배도 하지 않는 56세, 신체 약 156cm, 체중 약 60kg의 교육가이다.

17명중의 최대와 최소, 양 극단의 실례지만 중간자도 그들마다 단점, 결점을 분명히 알았으므로 11월 1일을 기하여 고칠 방침 하에 다음에 2월 1일 다시 측정하기로 했었다. 유쾌한 것은 최대 감량자의 섭생 모습이다.

그 분은 매우 엄격하게 아침저녁 2회의 풍욕과 목욕하는 날에는 반드시 냉옥욕을 여행하고 평상 위에서 모포 5장만으로 난로를 없애고 조식을 폐지, 식사 때 마다 밤중의 감량에 따라 식염을 밥에 뿌리기로 하고 10일째에는 반드시 1일 무염을 여행한 결과 40일간 하니까 하룻밤 취침중의 체중 감량은 476g으로 되고 체중도 57kg 으로 되어 10수년 이래 드문 상쾌감을 느끼고 식욕도 왕성하게 되었다는 것인즉, 이때에 많이 조심하여 주었으면 하고 회신하여 놓았다.

인상이 일변한 것도 그렇지만, 더욱 기쁨을 금할 수 없는 것은 체취가 없어진 것으로 가족의 환희는 대단한 것이며 빨리 니시식을 알았더라면 차남을 가슴으로 잃지 않는 것을 그랬다고 후회하고 있었다.

최소의 감량자는 어떠한가 하면 50여일의 경험은 도리어 체중은 줄어버리고 친구 친지부터도 좀 여위었다고 말을 듣지만 자기로서는 상쾌하고 다리도 가볍고 유쾌하게 활동 할 수 있는데 지장이 없을까요라고 문의하여 왔는데 그것은 지금까지 부어 있던 것이므로 전혀 지장이 없는 것이라고 회답하였다.

둘 다 모두 부드러운 배로 되고 변통도 아침에 일어나서 일정한 시간에 꼭 쾌통이 있게끔 되었으므로 두뇌도 명석하게 되었다고 기뻐하고 있다.

차 속에는 타닌이나 수산이 함유되어 있어서 특히 주전자나 토병 속에 오래 둘 때에는 그 해는 현저하다. 40분 이상 끓이면 벌써 유해하다고 말하고 있다. 그러므로 차를 넣을 때마다 반드시 완전히 끓여내야 할 것이다.

차는 아침저녁 이렇게 규칙적으로 마실 때는 장점막에 미치는 영향은 현저한 것이며 차는 점막을 수축시켜서 다만 소화액의 분비를 방해할 뿐만 아니라 그것을 파괴하는 것이다.

그러므로 숙변체류를 피하는 데는 너무 짙은 차가 아닌 연한 것으로 그것도 금방 넣은 것을 시간으 정하지 말고 조금씩 마시는 일이다. 찬물로 차를 내는 것은 너무 차다고 하는 사람도 있지만 더운물을 조금 넣어도 좋고 조금쯤은 불로 데워도 무방하다. 위장이 약한 사람은 위약을 고치고 나서 차를 드는 것이 좋다. 그 때까지는 비타민C의 보급은 다른 식품으로 섭취하면 좋다.

많은 사람들이 고생하는 점은 그 사람들이 해가 되는 것을 먹고 그러고 나서 그 나쁜 영향을 없애기 위해 다른 해로운 것을 또 먹는 일이다.

적당한 차는 당뇨병자에게도 효과가 있고, 비타민C 보급에도 필요하지만 지나치게 짙은 것을, 그것도 장시간 끓여낸 것을 마시면 창자가 마비되어 완전히 숙변체류 상태에 빠지게 될 것이다. 그런즉 그들은 바로 하제를 쓰는 것이다.

하제를 선정하지 않고 써서는 안되지만 복용한 하제의 존재에 육체는 반항하는 것이므로 그것은 격렬하게 하제와 같이 장내에 필요한 물건까지 설해 버린다. 이와 같은 난폭한 행위의 결과 뇌혈관을 마비시켜서 손발은 냉각해지고 때문에 온몸은 약해지며 피로를 일으키게 되는 것이다.

3. 불량 자세와 발한 후의 대책결여

인간의 신체가 건강한 때, 질병에 침범되어 있을 때, 운동하고 있을 때, 누워있을 때, 상처를 입었을 때, 죽음에 직면한 때 등 갖가지의 상태에 있어서의 생체를 참되게 구별하지 못한 사람들이 만든 약제를 함부로 써서는 소장이나 결장의 건강 활동에 불가결한 복부의 근육 상태를 그대로 유지할 수는 없다.

내가 제창하는 등과 배를 동시에 움직이는 운동이 제일 좋은 것이다. 이에 대체될 것은 절대로 없다. 만일 누구든지 신체를 건강하게 유지하려면 충분히 니시식 건강법을 실천하지 않으면 안 될 것이다.

인간의 신체라는 것은 대부분이 근육조직으로 성립되어 있다. 그리고 이 조직의 건전을 바라고자 하면 이들의 근육을 규칙적으로 수축시키고 팽창시키는 일이 필요한 것이다.

그의 가장 좋은 운동은 니시식 보행법이다. 굳이 니시식이라고 할 필요는 없지만 그냥 보행법 하여도 어떤 보행을 해야 좋을지, 걷는 방식에도 여러 가지가 있겠지만 아직은 내가 이것에 대한 만족할만한 설명을 들은 일이 없기 때문이다.

가슴을 쭉 펴고라든가, 큰 걸음으로라든가, 팔을 어떻게 하라든가, 심호흡을 하라든가 하는 것이 있지만, **발목을 건전하게 하고 발의 위치와 다리의 중심이 일치되도록 한다든가, 발바닥의 편평(扁平)을 고치고 나서 한다든가, 다리의 장미정맥에 펌프 작용을 일으키게끔 되도록 땅에 뒤꿈치의 바닥이 닿은 걸음걸이를 한다**고 하는 것이 니시식 보행법이다.

걷는 것과 동시에 복부에 힘을 넣어 결국은 한 걸음 한걸음 배에 힘을 넣는다는 것은 등배 운동을 하는 것과 같고, 배의 진동은 미주신경의 운동이어서 양자의 길항작용은 심신의 평형을 초래하는 방법이기도 하다.

숙변퇴적에 심히 고생하고 있는 사람은 특별한 수단을 채용하든가 특수한 운동을 필요로 하는 것은 물론이다. 100명중 99명까지가 발에 고장을 갖고 있다는 것은 이전에 「발은 만병의 기본」 이라는 책속에서 말했듯이 불완전한 창자의 소유주가 바로 발의 고장의 소유주이다.

그래서 발의 고장만은 정신력으로 아무리 노력해 보아도, 신앙심이 아무리 돈독해도, 물리적 기계적인 상해는 반드시 물리적, 기계적으로 수복하는 외에 방법이 없는 것이다. 이 수선법을 하고 나서의 보행법이며, 다음은 또 발에 상해를 일으키지 않는 보행법이 아니면 안 된다.

현대에는 수백만의 사람들이 앉아서 일하는 직업에 종사하고 있다. 그리고 숙변체류가 가장 많은 것은 이런 앉아서 일하는 좌업(坐業)에 종사하는 사람들이다. 앉아 있으면 근육이 풀리게 되어 창자의 적당한 운동에는 필요불가결한 척추의 올바른 유지가 불가능하게 되는 것이다. 또 하나 변비의 원인이 있다. 그것은 지금 말해 온 것과 흡사한 것인데 신체의 자세가 좋지 않은 일이다.

이것은 특히 통례로 부인 사이에 많은 것이다. 부인들은 앉을 때도 앞으로 굽히면서 가슴을 오므리고 하복부를 앞으로 내미는 모습을 하는 사람이 많다. 최근 눈에 띄게 좋아진 것은 여인의 전시 복장이다.

아직도 더 주의를 하면 한층 좋아지겠지만 몬빼(폭이 넓은 바지)를 입게끔 되면서 자세에 주의하게 된 것으로 보이는데, 대단히 좋게는 되었지만 아무래도 배가 조금 팽창된 것으로 느껴진다. 임신 6개월 정도의 배의 모습이다. 이것은 숙변 때문이며 배의 근육 상태가 연약하게 되었기 때문에 내장이 하수(下垂)하여 창자를 지탱할 힘이 없어졌기 때문이다.

많은 경우에 있어서 질병의 경중을 불문하고 질환에 침해되는 이상 반드시 숙변보류자이며 발에 고장이 있는 자이다. 이 만성 숙변 보류자는 신체의 자세를 계속 바르게 함으로써 시정되는 것이다. 그러나 사실은 용이하지 않다. 어째서인가 하면 숙변 정체자는 바른 자세를 오래 유지하기는 곤란하기 때문이다.

그래서 딱딱하고 평평한 침상을 장려한다든가, 경침 베기를 권한다든가, 아침저녁으로 물고기가 헤엄치는 형상을 닮은 운동을 하여서 배의 평형을 고르게 하고, 척수 추골의 부전탈구의 조정을 촉진하여 부탈구를 미연에 막는 것이다.

머리를 바르게 유지하고, 가슴을 펴고, 하복부는 그 근육을 조여서 코끝에서 내려가는 수선에 배꼽의 위치가 일치하도록 하지 않으면 안 된다.

승양대사(承陽大師)의 보권좌선의(普勸坐禪儀)의 1권에 있듯이, 「귀와 어깨를 대하게 하고 코와 배꼽을 대하게 함을 요한다.」이며「좌우요진하고 올올하게 좌정

함」이 척수와 복부를 동시에 움직이는 운동이며, 체액의 편에서 말하면 산염평형의 상태로 인도하는 것이다. 그렇게 하면 복부의 이 중요한 기관이 하수도 안 되고 숙변도 보건상 필요한 만큼만 남기고 여분의 것은 퇴적하지 않게 되는 것이다.

산보할 때고, 목욕할 때고, 앉아있을 때고, 언제나 틈이 있으면 배에 「の」 모양을 그리는 조작을 하는 것도 숙변배제 작용을 촉진하는 것이다. 하기는 밤에 잘 때 이 불속에서라도 복부 전부를 노출 할 수 있으면 그것은 숙변을 체류시키지 않는 한 방법이기도 하다.

실제로 우리들은 복부의 운동이란 자기조작의 한 형식으로 보아도 좋을 것이다. 흥미 있는 일로 계단이나 언덕길을 오르는 것은 숙변으로 고생하는 자에게 있어서 경시할 일은 아니다. 그것은 일종의 복음이다. 어째서 그런가 하면 이것은 복부에 더욱 좋은 결과를 가져오기 때문이다.

그러므로 계단이나 언덕길이 아니라도 평평한 도로를 걸을 때도 발을 기운 좋고 높이 들어서 직선으로 가랑이를 벌려서 뒤꿈치를 되도록 지면에 붙게 하고 계단이라도 오른다든가 할 때에도 평지를 걷는 것 같은 걸음을 하면 좋다.

계단을 내릴 때는 다리를 똑바로 차는 듯하면 다리 뒤쪽의 장미정맥이 펌프작용을 일으켜 하지의 혈액순환을 촉진하여 치질 등에 걸리는 일이 없게 된다.

그렇지 않으면 나막신 밑에 2, 3 치 정도의 반구를 붙인 것으로 판자 위 같은 평면상을 걷는 것이 좋다. 우리들은 모두 비만의 해에 대해서 조심하지 않으면 안 된다. 그 이유는 지방과다의 상태는 확실히 숙변보류의 한 원인으로 인정되기 때문이다.

만일 복부에 많은 지방을 축적한다면 내부의 기관은 여분의 중량을 짊어지고 활동하지 않으면 안될 것이다. 이 복부 기관에 있어서의 과중은 창자의 운동을 악화시키는 결과가 되는 것이다.

이미 말한 바인 신체의 어떤 부분의 활동이라도 약화시키는 경우 무엇이든 신체의 다른 부분에까지 그 나쁜 영향을 미치는 경향이 있다고 하는 의미는 만일 위가 당연히 할 바를 활동하지 않는다면 창자도 거기에 따라서 활동하지 않게 된다는 것이다.

소화 흡수 및 동화작용에 있어서 필요한 것은 적당한 소화액이 있어야 한다는 것이다. 그리고 만약 이 소화액이 질(質)에 있어서도 양에 있어서도 결핍될 경우 음식물 통과가 둔하게 된다고 하는 것이 숙변 체류의 한 원인인 것이다.

같은 모양으로 장내 분비물의 혼란이 발생하면 그 결과로서 장내의 음식물 및 잔재물의 통과가 늦어진다. 이것이 원인 되어 카타르 상태를 야기한다. 그리고 이것은 갖가지 소화액에 간섭할 것이다. 그리하여 유독 물질이 장내에 축적되어 창자의 섬세한 기관이 상처를 입게 되는 것이다.

숙변 체류의 상태가 오래 계속하면 카타르를 일으키는 경향이 있다. 그러므로 우리들은 식사에 관해서도 기타 일반의 생활습관에 대해서도 거듭 조심해야 한다. 그 이유는 식사와 생활태도와는 신체에 대단한 직접적인 영향을 미치는 것이어서 여러 가지 소화액의 적당한 작용도 이 양자의 여하에 의하는 것이다.

덧붙여 두고 싶은 것이 있다. 그것은 사람이 흠뻑 땀을 낼 때에는 신체의 수분을 잃는 것이므로 그것을 보상하기 위해서 생수를 마시지 않으면 안 된다는 것이다.

만일 사람이 계속 땀을 흘린다면 그리고 생수를 보급하지 않는다면 신체는 자신이 가지고 있는 갖가지 방면의 수분을 모아서 수백만 수억의 세포를 되도록 건강하게 유지하려고 할 것이다.

그 결과로서 먹은 음식물의 수분은 없어지고 분변도 마르게 되는 것이다. 불행하게도 인간의 건강에 필요불가결한 분비작용도 수분이 감소되기에 이를 것이다. 그리고 그 결과로 담즙이나 췌액의 유출도 제지되어서 중대한 결과에 이르게 된다. 그리고 물론 숙변 정체도 그것으로부터 일어나는 것이다.

체내에 있어서는 언제나 요소나 요산, 암모니아를 만들어 배설한다든가, 동화한다든가 하

면서 신진대사를 하고 있지만 수분이 결핍되면 구아니진이 형성되면서 아민 중독 소위 요독증의 경향에 빠지는 것이다.

수분을 잃는 것에 발한이 있다. 여름의 발한은 눈에 보이고 느끼기도 하지만 겨울의 발한은 알게 될 때가 비교적 적다. 그것은 추우므로 침구를 많이 덥든가, 보온을 위해 온수대를 넣든가, 난로를 침상 속에 넣는다든가 하면 모르는 사이에 발한이 되고 따라서 수분을 잃기 때문에, 가벼운 것이나 요독증에 걸리게 되는 것이다. 그러므로 그 상실되는 수분을 미리 보급해 두도록 한다.

예부터 한중3)(寒中) 사이에 일어나서 찬물을 1 컵씩 마시면 그 해 1년간은 병에 걸리지 않는다고 전해지고 있는데, 이것을 신천하면 물의 부족은 그것으로 해결 된다.

그런데 더욱 중대한 것이 상실되고 있다. 그것은 바로 염분이다. 우리의 신체는 일단 염분이 결핍되면 금방 피로와 쇠약이 엄습하여 오는 것이다. 그렇다고 다량의 식염을 먹으면 신장과 폐가 침해당하게 되는 것이다.

그래서 이것도 예부터 흔히 말하는 것인데, 월초와 중간쯤-1일과 15일의 양일-의 2일간 소금과 차를 끊으면 건강하다고 하는데 이것도 진리이다. 식염의 과잉, 차의 과도한 것을 1개월에 2일간 중지한다는 등은 참으로 좋은 조절법이다.

감기에 걸리는 것 같은 것들은 단백질 과잉도 과잉이지만 식염 과잉 쪽이 주원인이다. 감기에 걸리는 것이 자연양능(自然良能)의 하나이다. 발열에 의해 발한하는 것은 과잉의 염분을 버리는 자연양능의 작업이기는 하지만 체온의 상승은 도리어 비타민C의 손실이 되어 괴혈병에 걸리게 된다.

괴혈병은 제일 먼저 치아를 상하게 한다. 치조농루, 치은염, 치은궤양, 치근골막염 등이 그것이다. 다음은 폐의 상해 늑막염, 폐염 등이다.

체온의 상승에서 오는 수분부족에 대한 음수, 발한에 의한 염분 상실에 대한 식염

---

3) 한중(寒中) ; 소한부터 입춘 전날까지의 약 30일간

보급, 이 조절에는 1개월 주 며칠인가의 무염일 설정, 비타민C의 결핍에는 생야채 식의 여행, 엽차의 음용, 이런 모든 것은 배의 형편을 보면서 대처하는 것이다.

〈발한 후의 대책〉

1. 식염 보급법(발한에 대한 주의)

(1) 효능

폐결핵, 복막염 등에 따르는 도한(盜汗, 식은땀)을 고치는 데는 발의 고장을 고쳐야 비로소 효과를 얻게 되는데, 한편 생수, 식염, 비타민C(감잎에서)의 보급을 하지 않으면 완전한 치료의 효과를 얻을 수 없다.

(2) 방법

식염의 성분은 체액의 산. 염기 평형을 유지하는 무기성분 중에서 가장 중요한 부분을 차지하고 있다. 생리적으로 소변으로 배출될 경우는 상관이 없지만, 발한에 의하여 신체표면으로 나갈 때는 그 잃은 양에 따라서 특별히 식염을 보급하지 않으면 안 된다.

땀 속의 염분은 대체로 0.3~0.7%로 평균 0.5%로 보아서 좋다. 지금 발한으로 잃는 식염의 양을 계산하면 아래의 표와 같다. 찻숟가락에 평평하게 담은 식염이 대략 4g이므로 이를 표준으로 하여 식염을 보급하면 좋다

(3) 주의

1.식염의 보급은 반드시 과일류, 혹은 고구마 같은 것에 묻혀서 먹을 것.

2. 전후 30~40분간은 물을 마시지 말 것.

3. 식염수는 특수한 지혈법, 혹은 하제로서 응용되는 수가 있지만, 식염 보급법으로서는 금

해야 할 것이다. 그것은 다만 설사를 유발할 뿐, 보급의 목적을 달할 수 없기 때문이다. 또 하제의 필요가 있을 경우에는, 장벽의 상처를 고칠 수 있는 '밀마그(=수산화 마그네슘)'를 써야 할 것이다.

4. 끓이는 데 친 염분은 변비를 일으키는 경향이 있으므로 발한 후의 식염 보급법으로서는 별로 좋은 것이 아니다.

5. 식염보급상에 다소 과부족이 있어도 지장이 없도록 하기 위해 2주간 내지 3주간에 1회 무염 미식일(糜食日)을 둘 것.

6. 비타민C는 가급적 감나무 잎으로부터 취하지 않으면 안 된다.

발한 정도와 잃는 염분 및 비타민C

발한 정도	잃는 염분	비타민C
조금 땀이 날 정도	2g	40mg
어느 정도 심한 발한	5g	100mg
몹시 심한 노동에 따르는 발한(매시간)	7g	140mg

2. 생수 음용법

(1) 효능

물의 효능은 혈액의 순환, 임파액의 활동, 체온의 조절, 생리적 포도당의 발생, 세포의 신진대사, 모세관 작용의 촉진, 내장의 세척, 중독의 해소, 변비의 예방, 구아니딘(Guanidine) 발생 방지, 설사의 치료, 구토의 치료, 칼슘의 공급, 체취의 소산, 피부 광택의 개선, 주독의 예방, 궤양의 방지, 간질의 치료, 발한의 처리 등등 그 효능은 무한하다.

(2) 방법

1) 어른은 하루에 어느 정도의 수분이 필요한지를 알려면 수분이 인체에서 하루 중에 어

느 통로로 어느 정도 체외로 배설되는가를 알아야 한다.

인체로부터 소실되는 수분의 양

소실되는 경로	잃는 수분
폐로부터 호기(呼氣)로서	600g
피부 한선으로 부터	500g
오줌으로서	1,300g
분변으로서	100g
합계	2,000g

위와 같은 경로로 소실되므로 보통 하루에 2,500g, 즉 2ℓ 반의 생수의 보급이 필요하다. 물은 일부분은 식물이나 음료로서 취하므로, 생수로서의 공급 필요량은 1일 1,500g에서 2,000g 정도이다.

2) 어째서 생수가 필요한가 하면, 예를 들어 설사를 할 때 끓였다 식힌 물이나 엽차는 아무리 마셔도 설사는 멎지 않지만, 생의 청수라면 바로 멎고 낫는 것을 보면, 끓였던 물과 생수와는 생화학적으로 전혀 다른 작용이 있다는 것을 알아야 한다.

3) 생수에 익숙해지면 끓였던 물이나 조금이라도 불에 데웠던 물은 아주 맛이 좋지 않은 것을 알 수 있다. 그러나 받아 놓아서 기온으로 데워진 것이나 태양열로 데워진 것은 그다지 맛이 변하지 않으므로 찬 것을 못 마시는 사람은 이런 방법을 취하면 좋을 것이다. 그리고 또 이런 사람은 처음에는 생수에 더운 물을 좀 타서 미지근하게 만들어 마시는 것도 한 방법이다. 이리하여 생수를 마시는 것이 아무렇지도 않게 되도록 연습을 쌓아야 한다.

4) 염수나 끓였던 물이나 차로는 생수의 대용이 안 된다.

5) 매일 오전 8시까지에 마시는 물의 양은 다음날 아침의 물 마시기 전 처음 소변양의 두 배 반을 마시는 것이 이상적이다. 그 다음 정오까지에 두 배 반, 오후 3시까지에 두 배 반, 오후 7시까지에 두 배 반으로 해야 할 것이다.

6) 생수를 먹지 않는 사람이 생수를 마시기 시작할 때나 허약자 또는 갖가지 질환의 치료에는 생수를 30분마다 30g씩 계속 마시기를 엄수하는 것이 좋다. 이렇게 함으로써 위궤양, 장궤양, 류머티즘, 심이지장궤양 등을 방지 내지 치유하고, 또 신경통, 류머티즘, 간질 등도 낫게 된다.

노인의 야간 빈뇨도 이것을 이 1개월 반 계속함으로써 낫게 된다. 다만 그 도중 일시적으로 한 층 더 빈뇨가 될 수 있지만 이것은 명현이어서 일시적인 것이므로 여기에 놀라서 멈추거나 하지 말고 빨리 고비를 넘기도록 해야 한다.

7) 식사 때 또는 입욕하여 피부가 붉게 되어 있을 때는 어느 정도 마구 마셔도 잘 물이 흡수되어 가는 것이다.

8) 일반적으로는 아침 세수할 적에 한 두 컵(약 1홉 내지 2홉, 그 다음 오전 중에 대개 1분 1g주의 즉, 30분마다 30g 씩 마시고, 점심식사 시에 또 컵 하나나 두 컵, 오후에는 또 30분마다 30g, 저녁 식사 때 한 두 컵, 저녁식사 후 취침 시까지 30분마다 30g으로 하는 것이 좋다. 이것을 계산하면 매일 아침 6시에 일어나서 밤 10시에 잔다고 하면 약 1,200g의 생수를 마시는 셈이 된다.

9) 발한한 때에는 그 발한한 만큼의 양을 보충하지 않으면 안 된다. 일반으로 잃는 수분의 양은 대체 얼마쯤인가 하면 어른의 경우 다음과 같다.

발한의 정도와 발한량

발한의 정도	발한량
조금 땀이 나는 정도	400g
어느 정도 심한 발한(매시간)	1,000g
심한 노동에 따르는 발한(매시간)	1,400g

보통 취침 후 2시간 쯤 지나서 넓적다리 고간(股間)에 손을 대 보아 찐득찐득한 정도이면,

그 경우의 발한량은 하룻밤에 300g이다. 15, 6세 정도까지라도 200g쯤은 발한하고 있다. 여름철 혹서인 때는 1일 2ℓ에서 4ℓ(2,000g에서 4,000g)의 땀을 내는 것은 드문 일이 아니다.

10) 발한에 의해 잃은 양의 수분은, 이것을 생의 청수로서 보급하지 않으면 안 된다.

11) 설사나 구토는 수분의 상실임으로 구토나 설사한 만큼의 물을 보충하지 않으면 안 된다. 상당히 심한 설사(콜레라의 경우는 제외)라도 그 설사로 잃는 수분은 1일 6홉을 넘는 일은 아마도 없다. 이런 때에는 마시고 싶은 만큼 마시면 된다. 그것이 자연이 요구하는 적량이다. 수분을 잃어버렸을 때에 바로 물을 마시지 않으면 뒤에는 마실 수 없게 된다.

12) 술을 마셨을 때는, 그 음주량의 3배의 물을 마셔 두면 주독에 안 걸린다. 단 이 양은 정종(일본 술) 표준의 이야기이다. 소주나 위스키 등 알코올분이 많은 것은, 마시는 양이 적어도 이것을 정종의 알코올량으로 환산하여 물을 마시지 않으면 안 된다.(정종의 경우에 약 3배). 고래로 술이 깰 때의 물맛은 아무도 모른다고 하면서 물마시기를 권해 오는 것은 자연의 요구이고 하나의 건강법인 것이다. 술을 마시기 전에 물을 마셔두면 악취는 나지 않는다.

(3) 주의

1. 구토나 설사 때는 물만으로도 좋지만 발한한 때에는 생수와 식염 및 비타민C(감잎에서 추출된 것)를 보급하지 않으면 안 된다.

2. 아무리 도한(盜汗, 식은 땀)이 있어도 잃은 만큼의 생수와 식염 및 비타민C를 보급해 두면 쇠약해지지 않는다.

3. 평소 생수를 마시고 있는 사람은 전염병에 잘 걸리지 않는다. 역리나 일본뇌염, 일사병에 걸리는 것은 평소에 물을 마시지 않기 때문이다. 가령 걸려도 재빨리 물을 목이고 미온탕에 관장을 해주면 심하게도 안 되고 그 회복도 빠르다.

   미온탕의 관장은 분변의 배설도 그 목적에 하나지만, 대장으로부터 생의 청수를 공급하는 것 및 장내에 발생한 독소를 중화하는 것의 두 가지가 큰 목적이다. 그러므로 관장용의 미온탕은 생의 청수에 소량의 온수를 타서 만들어야 된다는 필요성을 이해 할 것이다.

4. 여름철 어린이에게 물을 먹이지 않는 것은 마치 어린이에게 자살을 강요하는 것과 같다.

5. 설사에 생수를 금하고 설사를 멈추는 약을 주기 때문에 설사로 죽는다든가 중태에 빠지

든가 하는 것이다. 설사에는 물만 공급하면 가볍게 낫는다.

3. 비타민C 보급법

(1) 효능

비타민C는 괴혈병, 치조농루, 치통, 치은염, 미열, 발열 제증, 출혈, 궤양, 각혈, 토혈, 전염제병, 피부병, 특히 땀띠 습진류 등의 예방 및 치료에 결할 수 없는 것이다.

건강체는 평소 1일 25~30ml의 비타민C를 요하는 데 미열, 발한 등이 있으면 대단히 많이 이를 소비하게 되므로 그것을 보충하지 않으면 병은 점점 악화되어 간다.

극단적으로 말하자면 감기[풍사(風邪)], 유감(流感), 폐결핵 등에 걸리는 것도 비타민C의 결핍이고, 기타 전염병에 걸리는 것도 피부나 점막에 피하출혈이 있기 때문인데 이 피하출혈은 비타민C의 결핍에서 온다.

(2) 방법

1) 비타민C의 보급을 약제로부터 취하는 것은 능률이 좋지 않다. 어째서 그런가 하면 오줌은 시험에 의하면 50mg을 주사해도 그 흡수는 겨우 십 분지 일인 5mg 밖에 안 되고 또 효과는 두어 시간 밖에 지속되지 않는 것이다. 비타민C는 감잎으로부터 공급되지 않으면 안 된다. 생야채 다섯 종류 이상(잎 쪽과 뿌리 쪽이 필요)을 짓이겨 먹여도 비타민C의 보급이 된다.

손톱 특히 엄지에 반달이 뚜렷하게 나타나는 사람은 엽차로부터 섭취해도 좋다. 보통의 엽차는 100g[보통 숙탕(熟湯)을 부어서 낸 것이어야지 끓인 것은 안 된다]당 222mg의 비타민C를 함유하는데 요즈음의 속임수가 있는 것으로는 기대할 수가 없다. 그리고 반달이 없는 사람에게는 엽차는 위액의 산을 중화하여 위를 나쁘게 한다.

2) 감잎 전즙(煎汁)은 탈지면에 찍어서 땀띠나 무좀인 경우 피부에, 이가 나쁠 때는 잇몸에 직접 발라도 좋다. 또 감잎차를 낸 찌꺼기에 물을 부어 하룻밤 두고 여기에 밀마그(수산화 마그네슘)를 6~10분의 1을 넣어 눈을 씻으면 충혈이나 결막염도 좋아진다.

3) 식품 중의 비타민C의 함유량을 표시하면 다음과 같다.

식품 중 비타민C의 함유량(mg%)		
들장미의 씨 1250	시금치 50~100	양배추 34~50
감잎 전즙(煎汁) 600~800	여름 무 96	연근 49.9
고추 186~360	쑥갓 62	귤 36
김 243	감 49.9~72	마늘 30
엽차 222	레몬 32~56	여름 밀감 23~76
녹차 60~240	청완두 26	메론 18
샐러리 24	무(全) 15.7~20	바나나 8
고구마 5~22	토마토 15.1~20	당근 16~66
파 20	감자 12.6	양파 2
락교 20	복숭아 10	해당화 2200

1. 피하출혈은 만병의 근본, 피하출혈 방지에는 비타민C 보급이 필요하다.
2. 비타민C가 결핍하면 치조농루, 괴혈병 및 피하출혈을 일으킨다.
3. 비타민C가 충분하면 비타민A, B는 자연히 흡수되어서 완전히 작용한다.
4. 들장미의 씨는 준하제(峻下劑)이므로 복용에 위험이 따르니 복용은 하루 한 알부터 시작하기 바란다.

4) 감잎으로부터 비타민C를 만드는 방법

(가) 감잎 전즙을 만드는 방법

감나무는 떫은 감이든 단 감이든 상관없다. 6월부터 10월까지의 사이에 비타민C가 가장 풍부하다. 여하간 푸른 동안에는 좋다. 잎을 따서(따는 시각은 오전 11시부터 오후 1시 사이가 좋다) 이삼일 그늘에서 말린 후 둘로 접어 주맥을 끊어 내고 이것을 가로로 1푼 정도의 폭으로 썬다. (가위로 자르면 끊은 자리가 오무라지므로 식도로 자를 것.)

솥이나 냄비에 물 한 되 한 홉 5작을 끓이고 이 속에 지금 준비한 감나무잎 100매분을 넣고(자른 후 40분 후가 적당) 즉시 불에서 내려서 냄비채로 대야 같은 데에 넣고 냄비 밖으로부터 냉수로 식힌다.

식은 다음 거즈 3겹 정도로 몇 번 거르면 약 한 되의 전즙이 되는데 이것을 목이 좁은 병에 넣고 겉은 갈색(茶色)의 종이로 싸서[맥주병 같은 차광병(遮光甁)은 쌀 필요가 없다.]

벽장 같은 냉암소에 두는 것이다.. 이 속에는 100g당 비타민C가 600~800mg이 함유되므로 보통 1일 30g(1홉의 육분지 일)을 취하면 된다. 땀 100g 속에 비타민C가 600~800mg이 함유되니까 500g의 땀을 흘리면 50mg의 비타민C를 잃은 셈이 되므로 감잎 전즙 10g을 마시면 그 보충이 충분하다는 계산이 된다.

인공영양의 영아(嬰兒)에게는 1일 20g(20cm³)을 분여(分與)하면 발육이 좋다. 열병환자에게도 하루에 40g(40cm³)정도 먹이면 열이 내린다.

감잎 전즙은 약산이므로 마시고 나서 4, 5십분 간 이내에는 엽차류와 같은 강알칼리성의 음료는 마시면 안 된다. 비타민C가 무효로 되기 때문이다. 밀마그(수산화 마그네슘)도 안 마시는 편이 좋다.

1. 전즙煎汁)에는 구름 모양의 침전물이 생기기 쉬우므로, 이것을 언제나 주의하다거 생길 듯하면 다시 잘 걸러서 두는 것이 좋다.

2. 한여름 철에는 부패하기 쉬우므로 전즙 한 되에 대해 약용붕산 4g을 소량의 열탕에 잘 걸러서 그것이 식은 다음에 전즙에 넣고 잘 흔들어 혼합시켜 두면 부패하는 일은 없다.

3. 일단 만들어진 전즙을 다시 물에 올리면 비타민C가 없어지므로 침전물이 생겼다고 해서 열기소독 등을 해서는 안 된다.

(나) 감잎차를 만드는 방법

앞에 것처럼 해가 난 날이면 2일간, 흐리거나 비오는 날이면 3일간 그늘에서 말리고, 이번에는 주맥을 뽑을 필요는 없으므로 그대로 가로로 1푼(1푼 보다 폭이 크면 안 난다)쯤으로 끓여 놓는다. 한편 솥에 물을 끓이고 그 위에 시루를 놓고 우선 김으로 충분히 시루를 덥힌다. 그 다음 일단 이것을 내놓고 여기에 준비한 감잎을 두께 한 치(약 3cm)정도로 재빨리 담고 이것을 솥에 넣어 뚜껑을 닫은 다음 시계를 본다.

1분 반 쪘으면 뚜껑을 열고 부채로 재빨리 30초간 감잎을 부쳐서 잎에 맺혀진 물방울을 증발시키고 또 뚜껑을 닫고 1분 반 찐다. 이것으로 감잎을 시루에 담은 때부터 통산 3분

반이 지난 셈이 된다. 이 때 시루를 내리고 쪄진 감잎을 깨끗한 신문지나 적당하게 속이 빈 그릇에 재빨리 펴서 태양의 직사를 피하고 그늘에서 건조시킨다.

한편 시루에는 새 감잎을 담아 솥에 넣고 앞의 조직을 반복하는 것이다. 도중에서 30초간의 부채질이 없으면 비타민C가 물방울에 녹아서 아래로 떨어진다.

찐 감잎은 통풍이 좋은 그늘에서 되도록 속히, 그리고 충분히 건조시켜서 통에 밀폐하여 보존하는 것이다. 이런 방식으로 만든 감잎차는 그 건조에만 숙련되면 여기서 내는 차 속에는 100g당 600~800mg의 비타민C를 기대 할 수가 있는데, 일반 가정에서 할 때는 그 조작이 완전하게 되기 어려우므로 잘라서 우선 400mg을 함유하는 것으로 생각하면 좋은 것이다.

1. 이렇게 해서 평소에 비타민C의 보급용으로서는 이 감잎차로 좋은데 미열이 있다든가 발열하여 38, 39도나 된다든가 하는 경우는 전즙을 만들어 마시고 다시 적당한 시기를 보아 가을에서 겨울철에 걸쳐 쓸 감자를 만들고 10월말 아직 감잎이 붉게 물들기 전에 그 가족 수를 생각해서 전즙도 한 되든 다섯 되든 필요한 대로 만들어 두고 환자가 생긴 때든가 치통이 있을 때 등에 두루 사용하는 것이 좋다.

(다) 감잎에 관한 여러 주의사항

1. 감잎을 잘게 끊어서 찌지 않고 그대로 건조시킨 것으로는 비타민C는 없어진다. 또 그늘에 말리는 것도 청천(晴天)이나 우천(雨天)에서는 3일을 넘으면 이것도 비타민C가 없어지므로 넘지 않도록 할 것이다.

2. 감잎차를 내는 데는 보통 엽차를 내듯이 주전자(금속이 아닌 것이 좋다)에 한 줌의 감잎을 넣고 여기에 열탕을 따르고 10분에서 15분쯤 지나서 마실 것.

   두 번째나 세 번째가 가장 진하게 우러나오므로 한 번으로 버려서는 안 된다. 적은 인원이면 한 번 우린 것에 다시 탕을 따라 다음날 아침까지 두면 진하게 나온다. 하룻밤을 넘긴 엽차는 독이지만 감잎차는 상관이 없다.

3. 감잎차를 찬물로 낼 때는 물을 붓고 나서 한 시간 반쯤 두지 않으면 안 된다.

4. 감잎차나 또는 전즙을 생수에 타서 마시는 것은 좋은 방법이다. 그러나 수중의 산소로

비타민C가 산화되므로 너무 오래 생수와 섞어 놓아서는 안 된다. 아마도 잘해서 오전과 오후의 2회로 나눠서 섞으면 좋을 것이다.

5. 비타민C의 정량분석은 현재로는 전문가가 아니고서는 무리다. 그러므로 이것이 듣는가 안듣는가의 여부는 흔들리던 이[齒]가 고정되는가의 여부로 알아보는 것이 간단하다.

6. 여름의 전즙은 만일 악취가 나면 마셔서는 안 된다.

발열과 비타민C와의 관계

체온(섭씨)	비타민C의 1일 파괴량(mg)	감잎 전즙의 하루 소요량(g)
36.5	40~60	30
37.5	70~90	40
38.5	130~150	50
39.5	310~330	60
40.5	850~870	150
41.5	2,470~2490	450

(라) 감잎 전즙의 섭취량

용량은 일반 건강체로 현저한 발한이 없을 때는 1일 30g 즉, 6일간 마실 정도로 지장이 없지만 발열이 있다든가 발한하였을 때의 보급량은 다음의 표에 의한다. 단 양은 전즙의 양이다.

젖먹이에게는 1일 20g을 물에 타서 먹이는 것이 좋다. 이 때 소량의 설탕, 꿀 등을 넣는 것은 상관없다. 설탕이나 꿀을 넣는 양은 인유(人乳)의 감미 정도보다 더 달게 해서는 안 된다. 어른이 달다고 하는 정도는 애기에게는 상당히 과잉이 되는 것이다. 이 감도에 습관이 되면 그 뒤는 감미가 강해야만 먹게 되므로 시초가 중요하다.

발한과 비타민C의 보급량

발한의 정도	감잎 전즙에 의한 비타민C 보급량(g)
조금 땀이 날 정도	25(g)
어느 정도 심한 발한	30(g)
심한 노동에 따른 발한	40(g)
한 여름철의 발한	60~120(g)

註 1. 보통 1일에 25~30g이 필요하므로 전즙으로서 30g은 눈에 띄는 발한이 없어도 필요한 것이므로 이 기본의 30g에 표시한 양을 가한 양을 하루에 보급할 것.

　2. 비타민C가 결핍 된 것은 마시자 바로 효과가 난다고 할 수는 없다. 그러므로 어는 정도 지속해서 그 효과가 인정된다.

　3. 감잎 전즙은 밀마그와 혼용하는 것은 피하는 것이 좋다. 생식에 밀마그를 넣는 것도 좋지 않다.

(바) 들장미의 씨

이 씨는 준하제이므로 이것을 내서 하루 1粒을 취할 것. 보존하는 데는 씨를 내서 1분 반 시루로 쪄서 그늘에서 말린다.

(사) 비타민C의 효과

비타민C는 다음과 같은 효과가 있다.

1. 치아의 정상 발육

2. 내피 세포 조직의 건전과 보건

3. 모세 혈관 및 글로뮈(Glomus)의 생리적 작용

4. 세균에 대한 저항력을 증가시킨다

5. 산소대사상에 필요

6. 혈구재생상에 필요

7. 정상혈액 응고 시간의 유지

8. 혈압의 정상 유지

이상에 절대적으로 필요하다.

(아) 비타민C 부족의 결과

1. 혈관 및 모세 혈관의 병변(취약성, 출혈성, 피하출혈, 흑반(黑斑) 및 청반(淸班)을 生함, 출혈성 자반증, 정맥류

2. 치아변성(괴사, 충치)

3. 치은의 질병(출혈, 이완, 동통, 농루)

4. 관절 및 골격의 변화[탈회(脫灰) 및 취약]

5. 점막 출혈

6. 상피 조직에 병변이 생기기 쉬움(구장, 장에 궤양)

7. 감염에 의한 저항력의 감퇴

8. 성장 장애 및 체중 감소

9. 글로뮤의 경화, 변질, 개방 또는 소실, 연화, 위축

10. 선의 위축 혹은 확대, 부신의 분비 감소

11. 갑상선의 이상분비(갑상선종)

12. 혈액 변성(혹종의 빈혈이 되기 쉽고, 혈색소 감소, 골수 파괴)

13. 침울 및 격하기 쉽고 혈침증다

14. 비, 간, 신, 위, 장 등의 자기중량 증가 혹은 확대

15. 호흡 촉박, 심계항진

16. 혈압 항진

17. 저혈압증

18. 관절염, 신경통, 통풍, 류머티즘

19. 임신 시 태아에 악영향을 미침(예 유산 등)

20. 체온 상승 경향

21. 사지궐냉증 증상

22. 부종의 증악(增惡)

23. 생식력 감퇴

24. 백내장, 녹내장 발생

25. 알레르기성 소인

26. 진성 괴혈병

27. 조로(早老) 초래

28. 죽음[死]을 빠르게 함

등등 거의 모든 만병의 원인을 이룬다.

4. 간장 기능저하

배의 건강과 관계되는 것의 하나로 온 몸을 싸고 있는 피부가 있다. 예부터 일체의 질병은 인표(人表=피부)에 나타난다고 이야기 하고 있다. 그 피부의 기능이 생리적으로 활동하지 않으면 간장의 직능이 상실된다. 간장은 신체의 중대한 기관의 하나이다. 개도 간장을 절제하면 하루정도 밖에 살지 못한다.

요소의 생성이 줄어들게 되고 말초 쪽에서 도리어 암모니아가 증가하여 온다. 그러므로 간장은 소중한 것이다. 이 간장이 활동하지 않는다는 것은 숙변 체류의 최대 원인의 하나가 된다. 적어도 숙변 보류자의 5할까지는 그 원인을 간장이 활동하지 않는 상태 때문으로 돌리고 있다.

담즙을 만드는 작업을 하는 데는 약 2천만 개의 세포를 필요로 하며, 그것이 이 간장 속에 있는 것이다. 이 중요한 윤활제인 담즙은 1주야 24시간에 약 3홉강(强)씩 생산되는 것이다. 그러므로 간장의 활동은 언제나 원활하게 행해지지 않으면 안 된다. 간장은 일종의 저수지인 동시에 화장터 같은 곳이기도 한데, 여과하는 점으로서는 정수장으로서의 작용도 한다는 것을 잊어서는 안 된다. 간장은 잔재물이나 유해물을 연소시키는 데 상당히 도움이 된다. 이와 동시에 간장은 잔재물을 해거 없는 물질로 변화시키는 것이다. 예를 들면 간장은 사람이 담배를 피워 흡수하는 니코틴을 변화시켜서 신장을 통해 그것을 없애버리게 할 준비를 하는 작용이 있다.

또 항상 과식이나 미식이나 운동을 하지 않으면서 포식하거나 그리고 만복이 되어 있는 사람이 건강체로 되는 첫 준비(下準備)로서, 가스가 제조되어 마구 방비(放庇)되는데 이것도 간장 활동의 덕분이다. 그런 사람들은 바로 조식(粗食)으로 하고 양을 줄여야 한다. 간장의 또 하나 특징은 대단히 해로운 물질을 해가 없는 상태대로 저축하는 성능을 갖고 있는 것이다. 즉, 간장이 비호하기 때문에 척수 등이 완전하게 유지되는 경우가 많다. 납이나 수은 같은 독물이 혈액에 섞여서 신체 내를 순환하면 그 해가 큰데 간장에 저장되면 그 해독의 영향은 적은 것이다. 그렇다고 하여 간장에만 유해물을 부담시키면 끝내는 황달이 된다든가 간장암이 될 것이다. 여기서 풍욕 즉, 공기욕(裸浴)이라는 것을 고안해 낸 것이다.

담즙에 섞이어 분비되는 독소는 규칙 바르게 창자에 의하여 처리되지 않으면 안 된다. 그런데 만일 창자가 약해져 있으면 담즙은 혈액의 순환 중에 섞여 들어가므로 그 결과 사람은 간장병에 걸리게 된다.

일반적으로 얼굴이 누렇게 되고 우울하여지고 불평가(不平家)가 되는 것도 대개는 간장 기능의 활동이 둔해지기 때문이다. 이것은 풍욕이라든가 감식(減食)이든가 생 야채 5종류 이상을 짓이긴 이상식이(泥狀食餌)를 하면 낫는다. 여기에 곶감이나 귤 껍질을 섞으면 맛이 괜찮게 된다.

본래 담즙은 단지 음식물의 지방분을 유제화 하는 화학작용을 할 뿐만 아니라 창자의 운동을 자극하는 작용도 갖는 것이다. 그러므로 숙변 보류자의 체모를 관측하면 간장의 활동이 둔한 것이 판명된다. 그런 경우에는 이 중요 기관인 간장의 활동을 회복시키는 일이 급선무일 것이다.

창자의 건전한 활동을 촉진시키는 데에 간장이 얼마나 중요한 구실을 하는가는 예부터 사람이 알고 있는 바이며 일본에서는 태고 때부터 알려져 있다. 중국에 있어서도 고대 태호복희(太昊伏羲) 시대부터 알려져 있으며 그리스에 있어서도 멀리 히포크라테스 시대부터 알려져 있다.

또 약 200년 전에 스코틀랜드의 외과의사 어버스넛드 씨는「자연과 질병의 선택」이라는 저서를 출판하였는데 그중에도 다음과 같은 말이 기재되어 있다.

"담낭이 활동하지 않으면 배에 숙변이 체류된다." 물론 이 어버스넛드 씨의 말을 명의 레엔 경도 다짐하지 않을 수 없게 되었다. 간장이 활동하지 않는 원인의 하나에는 미식(美食)의 포식(飽食)에 있다. 또 다른 원인의 하나로서는 피곤한 몸인데 평상 시와 같은 식이를 계속하여 섭취하고 있으면 끝내는 소화시킬 수가 없게 되어 간장 의 고장을 드러내는 경우도 있다.

피곤한 때에는 평상식을 감소해야 할 것인데 인간의 습관이라는 것은 그렇게는 쉽 게 안 되는 것이다. 피곤 속에 있으니까 죽을 먹는다든가, 한 공기 줄인다든가 하는 극기심이 있어야 한다. 그렇지 않고 평상식을 계속한다면 간장의 여러 가지 조식에 염증을 일으켜 그래서 본래의 활동이 되지 않게 되는 것이다. 전에 말한 것처럼, 창 자나 분변을 원활하게 하기 위해서는 적당한 담즙이 항상 기계적으로 공급되지 않 으면 안 된다는 것은 신체에서는 절대로 필요한 것이다.

내가 경험한 중증 환자 - 물론 현행 의사로부터 죽음의 선고를 받은 사람 -의 예를 말해보기로 한다. 그 환자는 당시 56세였는데, 다년간 다량의 「카스카라」든가 「럭 사톨」 같은 하제를 쓰고 있었다. 물론 명성이 있는 박사에게 3개년 이상이나 치료를 받고 있었다.

그럼에도 불구하고 그 환자는 고통을 호소하며 암의 의심까지 있다고 하여 의사는 손을 떼게 되었다. 그래서 결국 건강 상담으로 온 것이다.

체모관측을 한 결과 그의 간장이 충혈되어 등의 제 4흉추부터 제 8흉추에 이르기까 지의 근육을 수축시키고 있는 것이 판명되고, 오른팔 과관절(踝關節)의 염증, 즉 소 오렐씨병에 걸리고 왼발의 제 3, 4척골(蹠骨)의 아래 끝이 종창 즉 몰튼씨병을 일으 키고 있다.

바로 니시식 건강법의 6대 법칙 중 1부터 4까지 실행을 급히 하지 않고 우선 요 2 장 상용을 1장으로 줄이고 일주일 만에 모포 3장으로 바꾸고, 그 아래에 판자를 깔 고 경침에는 타월을 겹쳐서 아프지 않을 정도에서 차츰 직접 머리에 대도록 하고, 제 3의 붕어식 척주 정제법의 운동과 제 4의 모관작용 발현법 운동을 아침저녁 1, 2

분간씩 각각 실행하게 한다. 그리고 풍욕과 뒤에는 목욕을 냉온욕으로 하도록 하고, 식사는 생야채를 5종류 이상 -무, 무잎, 당근, 시금치, 양배추, 배추 등-을 짓이기고 곶감 반 개분, 귤의 생껍질 반 개분을 섞어 넣고, 물을 넣지 않은 자연 그대로 1일 900g부터 1,200g을 섭취하게 하였다.

그리고 그 요양이 시작된 날부터 약제는 일체 버렸던 것이다. 그랬더니 변통이 좋아졌다. 간장부에는 곤냐꾸의 온법 10일간과 그리고 5일간의 한천식도 실행하였다. 2개월 반으로 처음과 같이 회복되어 회사의 중역으로서 활동할 수 있게끔 되었다.

이와 같은 예는 이 외에도 많이 있고 니시의 지도사 제군의 각지의 지부에서도 많은 놀랄만한 경험담이 산적하고 있다. 이 같은 좋은 결과를 얻는다는 것은 자연과 협동하여 요양을 실시하기 때문이다.

이에 반하여 보통의 하제는 단지 장벽을 손상시킬 뿐만 아니라 육체를 피로하게 하고 숙변을 조장하는 데에 불과하다. 즉, 심신보전에 정통하고 산염기 평형의 학설[4]에도 투철하며 본초의학이나 한방의학, 서양의학에 관해서도 대충의 지식을 갖추고 조립한 건강법을 당당하게 천하에 주장해 낼 정도의 사람이 만든 것이든가 지도에 의하는 하제라면 아무런 해가 있을 턱도 없다.

지금 세간에 사용되고 있는 하제로 상처나 화상의 약이 되고 산을 중화하고 염분을 적당히 정리하고 더구나 체내에 발생하는 일산화탄소를 제거 할 수 있게 고려 된 것이라면 그것이야말로 크게 권장하여 좋을 것이나 그래도 약제로 이름이 붙은 이상은 쓰지 않는 편이 득책(得策)이다. 그러므로 니시식은 가능한 한 약제는 사용하지 않는 방침 하에 고안된 것이다.

---

4) 산염기 평형의 학설에 의하면 혈액은 언제나 수소이온농도가 7.3~7.5의 약 알칼리성의 상태가 건강한 상태라고 한다. 이 평형이 기울어 그 이하의 산성으로 되거나 또는 7.5이상의 강알칼리성이 되어도 모든 질병의 원인이 된다. 정상수소이온농도의 범위를 벗어난 상태에서 모두 병증이 나타나지만 동맥경화, 뇌일혈, 뇌졸중, 고혈압 등은 강알칼리성을 나타낸다.

5. 췌장 기능 저하

숙변 체류가 소화작용에 영향을 미치고 지금 창자의 작용에 관련하는 또 하나의 기관은 바로 췌장이다. 췌장이라는 명칭은 그리이스어에서 온 것인데 그 의미는 「전부육」이라는 것이다. 즉 췌장은 완전히 선조직(腺組織)으로 되어 있다.

이것을 영어로 스위트 브레드라는 명칭으로 부르고 있다. 그 명칭에 의하면 대단히 맛이 있을 것 같고 소화가 잘 될 듯이 생각되지 않는가? 그리고 이 췌장은 복부의 배후에 옆으로 붙어 있으며 머리(두부), 몸통(체부), 꼬리(미부)의 세부분으로 되어 있고 보통 그 길이는 평균 약 15cm이며, 그 중량은 약 75g~95g 정도이다.

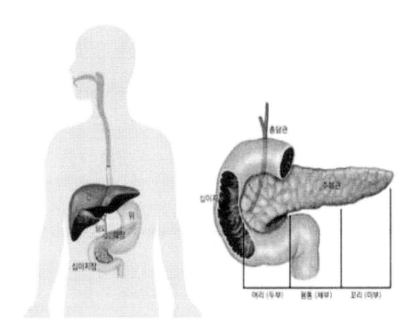

[췌장의 위치와 구조]

췌장 분비물은 췌관으로 불리는 관강에 의하여 소장으로 운반된다. 이 췌관은 췌장을 떠나면 그것은 담즙관에 접근한다. 이들 두 개의 도관(導管)은 십이지장에 연결되어 있다. 췌관과 담관은 같이 창자에 분비물을 보냄으로써 그 임무를 다하는 것이다.

췌장은 생명에 불가결의 것이다. 그 이유는 실험한 바에 의하면 만일 동물에서 이것을 완전히 적출하면 신체가 약해져서 점점 여위어 가며 잘해야 2, 3주간 이내에 죽어버리는 것이다. 그렇지만 췌장의 일부분을 끊어내기만 하면 그 동물은 살아 있다. 이 기관에 관하여 연구된 바에 의하면 췌장에는 두 가지의 임무가 있는 것이 판명되고 있다.

우선 첫 번 째로는 췌장은 창자에 보내는 췌액을 조성하여 소화를 촉진시킨다.

그리고 두 번 째로 췌장은 혈액에 어떤 요소를 공급한다. 그 요소는 인간 및 동물의 존재에는 필요불가결의 것이며 이것은 당분을 연소시키는 작용을 갖고 있다.

소화관	입(pH 7)	위(pH 2)	소장(pH 8.5)			최종 산물
	침	위액	쓸개즙	이자액	장액	
녹말	아밀라아제			아밀라아제	말타아제	포도당
아미노산		펩신		트립신	펩티다아제	아미노산
지방			쓸개즙	리파아제		지방산 글리세롤

[소화액]

본 강의에 있어서 상세히 설명하지 않으면 안 될 점은, 그 도관을 통하여 창자에 흘러드는 췌액에 관한 것이다. 이 췌액은 맑은 액체로 알칼리성을 띠고 있다. 그러므로 췌액은 위에 발생하는 산을 중화하는 작용이 있다.

이 용액의 가장 중요한 요소는 3종류의 발효 작용을 갖고 있는 일이다. 즉, 육(肉) 같은 단백질, 그리고 지방, 탄수화물(전분이나 설탕 등)에 작용을 미치는 것이다. 여기서 이들 화학적 발효 작용을 상술할 필요는 없다. 다만 이 췌액의 작용이 얼마나 소화 작용에 중요한 것인가를 인식하면 된다.

특히 주의해야 할 일은 췌장의 발효 작용의 하나는 음식물의 지방분에 미친다고 하는 것이다. 이것은 담즙과 협동하여 지방분을 분해하여 산과 글리세린으로 변화시킨다. 이 산은 장내에 있는 알칼리성의 물질과 섞여서 비누가 된다.

한편 지방분에서 만들어진 글리세린은 창자를 윤활하게 하는 작용이 있다. 글리세린이나 비누가 얼마나 윤활한 것인지 우리들은 잘 알고 있는 사실이다. 그리하여 췌장 분비물과 담즙이 장내에서 음식물의 통행을 얼마나 쉽게 하는가를 알기에 어렵지 않다. 그리고 췌액은 배설물까지도 부드럽게 하는 작용이 있다.

6. 충양돌기 제거불가

인체의 복부에 있어서의 또 하나의 기관을 말할 필요가 있을 것이다. 왜냐하면 그것이 만일 질병이 되든가 또는 근절이 되면 숙변 체류를 가져오기 때문이다.

그것은 수(垂)든가 돌기라고 하는 것이다. 신체에는 이 수든가 돌기든가 하는 명칭이 붙는 것이 많다. 단 아무런 형용사를 쓰지 않고 수든가 돌기든가 하면 즉, 충양수(虫樣垂) 혹은 충수돌기를 말하는 것이다.

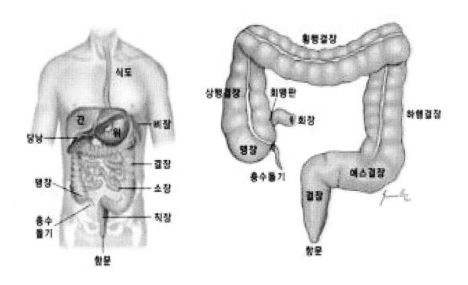

[대장의 구조 및 맹장과 충수돌기의 위치]

충양수 즉, 일반적으로 맹장이라고 하는 것은 한쪽의 끝이 막힌 작은 벌레 같은 도관이다. 다른 한쪽 끝은 장내에 연속되고 있다. 보통 그 길이는 약 5~6cm 정도, 그 폭은 약 5~7.5cm이다. 어린이의 것은 어른 것보다 비교적 크다.

충양수가 열리고 있는 결장의 부분이 맹장이며, 여기에서 대장이 시작되는 것이다. 그리고 그것은 하복부의 우측에 있다. 참으로 위험한 부위는 바로 이 부분이다. 여기에 염증을 일으키면 인접기관인 충양수에 미치는 것이다.

어른에게 있어서는 그것은 보통 7cm정도의 길이인데 초식동물에 있어서는 맹장은 더 크다. 예를 들면 말에 있어서는 60cm 이상으로 길다. 그리고 그것은 일종의 제2의 위주머니로서의 역할을 하며 부분적으로 소화된 음식물이 거기에 축적되고 있다. 거기서도 소화 작용은 계속되는 것이다. 이 충양수염 즉, 충양돌기염에 걸리는 사람은 숙변 보류자 즉 만성 변비증자에게 많다.

이 충양돌기는 고대인에게 있어서는 더 큰 것이었음에 틀림없다는 것이 갖가지의 점에서 추측된다. 맹장의 유물로 보고 넘어가도 좋으리라. 수 시대를 거쳐서 그것은 형태도 축소되었다. 그러나 아직 본래대로의 중대한 역할을 하고 있는 것이다.

충양돌기는 인간에게는 하등의 가치가 없다고 호언장담하는 외과의가 많은데 그것은 잘못이다. 변비가 되는 생활을 하니까 맹장염에 걸리는 것이지 아무것도 맹장염 등에 걸릴 걱정은 없는 것이다.

맹장염에 걸릴 두려움이 있으니까 수술의 필요가 있는 것이다. 원래 의사된 사람은 사람에게 맹장염에 걸리지 않는 방책을 지도해야 할 것인데, 그것을 하지 않고 걸리면 외과 수술을 하면 된다는 식으로 나간다. 질병이 되기 전에 건강을 유지하는 방법을 가르쳐야 하는 것을 걸리면 고친다로서는 의사로서 하등의 의미가 없다.

나면서부터 자연적으로 부속되어 있는 것을 그릇된 생활에서 병에 걸리게 해가지고 그것이 생명을 위험하게 하는 원인이니 끊어버리는 것이 좋다고 하는 것은 옳은 것 같으면서도 실은 오류에 빠져 있는 것이다.

끊어버린다고 하는 것은 첫째로 조화의 신에 대하여 너무나도 폭거인 것이다. 이 충양수는 기름 모양의 용약을 분비하고 그리고 그것은 창자의 점막을 자극하여 그 표면을 윤활하게 하는 작용이 있다. 이것에 의하여 장내의 음식물의 통행은 도움을 받는 것이다. 이 분비물이 또 윤동파(蠕動波)를 자극함으로써 창자의 활동이 정상화되는 셈이다.

그러므로 이 기관을 떼어버리면 장내의 음식물이 마르게 된다. 그리고 만일 분변이 직장에 체류된다면 그 수분은 직장이 흡수하여 버릴지도 모른다. 그러므로 **충양수를 외과적 수술로 끊어낸 사람은 보통사람보다도 여분의 수분을 취할 필요가 있다.**

창자는 얇은 막으로 싸여 있으므로 관장을 하면 효과적인 치료법이 될 것이라고 생각하는 사람이 적지 않은 것이다. 즉, 직장으로부터 장내에 미온탕을 넣는다고 하는 방법은 수 천 년 이래 알려져 있는 것이지만 부득이한 경우 이외에는 되도록 관장을 하지 않는 편이 득책이다.

물론 한두 번 하였다고 해서 큰일은 없다고 해도 밤낮 습관적으로 할 일은 아니다. 하물며 하루에 1회 정도라면 몰라도 하루에 몇 번씩 관장하는 등은 할 일이 아니다. 이 관장법이 크게 환영되는 시대도 있었지만 피할 수 있으면 피하는 편이 좋다.

이 방법이라고 결코 위험이 따르지 않는 것은 아니다. 세간에는 대단히 좋은 건강체여서 하등 창자에 이상이 없는 사람인 데도 불구하고, 단순히 친구가 관장하고 상태가 좋아졌다고 해서 자기도 그것을 해보려 하는 사람이 있다. 그렇지만 이 방법은 대단히 주의하지 않으면 상당히 좋게 될 작정으로 해도 결과는 해롭게 되는 것이다.

과연 물이나 다른 액체를 공급하면 분변은 연해져서 흘어 나가게 되어 목적을 달성할 것이다. 그러나 물은 창자의 가장 높은 부위에까지 도달하는 것이므로 관을 항문에서 7.5cm이상 삽입할 필요는 없다. 어떤 의사는 관장의 관을 40cm에서 심한 경우 1.3m이상도 삽입했다고 보고한 것을 들은 일이 있는데 심히 놀라지 않을 수 없다.

이러한 행위는 매우 위험한 것이고, 또 솜씨가 서투른 관장은 창자가 파열될 염려가 있다. 파열하면 그 환자는 바로 복막염을 일으켜서 죽는 일도 있다.

7. 관장의 남용

관장을 하는 의사나 간호사들은 대개의 경우 아주 좋은 결과를 얻을 수 있으리라고 기대하는 데는 의심은 없다. 그러나 이 방법은 그 치료를 하는 쪽 사람에게 상당한 제한을 필요로 한다. 이와 같은 주수(注水) 요법의 바람직한 효과는 적당히 하면 가정에서도 할 수 있는 일이다.

다만 창자에 미온탕을 주입하다고 하는 이 방법은 일시적인 수단이다. 장세척이든 간단한 관장이든, 창자의 활동을 한층 만족하게 하려는 것이라는 점을 알아두지 않으면 안 된다. 그렇지 않으면 경우에 따라서는 이 중대한 신체의 기관을 약화시키든가 하는 일이 될 수도 있을 것이다.

숙변 체류는 창자의 활동을 완전하게 하고서 비로소 근치되는 것이다. 그것을 근치하는 데는 신경 작용도 적당하게 되고 복부 근육도 그 활동을 완전하게 하고나서야 비로소 가능한 것이다.

그런데 창자를 청결하게 하기 위해 끊임없이 관장이나 장세척을 계속하는 것은 매우 어리석은 일이다. 건강 상태에 있어서 이 기관은 그 자체로 자동적으로 청소하는 작용을 갖고 있는 것이다.

음식물의 잔재물이 맹장으로부터 위쪽으로 올라가는 소위 상행 결장을 통하여 약간 위쪽으로 보내지지 않으면 안 된다는 것을 생각할 때에 신체의 이 부분이 얼마나 발효하고 부패하기 쉬운 장소인가를 알 수 있다.

음식물의 통과는 그 방향이 일반적인 인력(引力)의 법칙에 상반하고 있기 때문에 분변 쪽에서도 그것이 맹장에 축적되는 경향이 있고 그 때문에 맹장은 팽창하는 것이다.

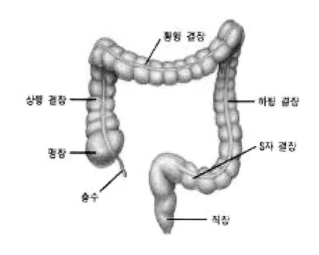

[대장의 구조]

대장의 이 부분은 해이해져 가는 경향이 있으므로 팽창하기 시작하면 간단치 않은 문제가 된다. 여기에 일어나는 바의 병적인 작용은 그 결과로써 이 부분의 복벽에 자주 염증을 일으키는 것이다. 그리고 소장이나 충양돌기까지 이에 감염될 우려가 있으며 이렇게 하여 염증이 생기는 것이다.

열의 징후가 나타나고, 맥박은 빨라져서 고통이 심하게 된다. 그리고 이 질병은 통례로 충수염으로 진단되는 것이다. 이 충수염, 보통 맹장염으로 불리는 것은 변비 즉, 숙변 정체에서 오는 것이며 보통 때 변통이 있는 사람은 걸리지 않는다.

또 니시식 보건 6칙의 제3인 붕어 운동을 하고 있는 사람도 걸리지 않는다. 가령 걸려도 이 운동을 하면 나아버리는 것이다. 만일 걸렸다면 단식하는 것도 한 방법이다. 이때에 충양돌기를 끊어내는 것만으로는 만족한 것이라고 할 수 없다. 이 기관을 떼어버렸다고 하여 염증이나 변비를 일으킨 나쁜 습관이 변화되는 것은 아닐 것이기 때문이다.

우리들이 항상 기억하지 않으면 안 되는 것은 **건강은 자연의 법칙에 따라서 얻어진다**는 것이다. 그리고 숙변 체류나 충수염의 가장 일반적인 원인은 수육(獸肉), 어육, 조육, 계란 등과 같은 조속히 부패하기 쉬운 음식을 과다하게 섭취하는 데에 있다.

이들의 육식을 과도하게 먹으면 하복부의 속이 부패물로 충만하게 된다. 그리고 그 결과 유해한 세균이 들끓게 된다. 물론 충수염은 심한 염증에 걸렸을 경우에는 떼어 버리는 것이 좋다. 단, 니시식 단식요법에 의할 때는 수술하지 않고 나은 많은 예는 있다.

원래 충수염에 걸릴만한 사람은 푸른 생야채, 과일류를 먹는 일이 적기 때문에 유도 되는 것이다. **과일이나 생야채는 청결작용, 소화작용을 가지고 창자의 하수(下垂)를 고치는 경향이 있다.**

그들은 충수염의 염증을 막는데 참여하여 힘이 있는 것이다. 그러므로 이 기관을 수술하여 떼어내면 영구히 창자의 건강도는 나쁘게 된다는 것을 십분 기억하지 않으면 안 된다.

이와 같은 경우에는, 관장에 기대어 보려고 노력해도 거의 효과는 없을 것이다. 관장은 아주 가끔 해야만 유효한 것이다. 그런데 그것이 습관적으로 되면 창자는 팽창하고 근육은 약해지는 것이다. 사실 이 인공적인 생각을 오용하면 바로 숙변 체류 즉 만성변비 상태로 빠지는 것이다.

이 숙변이야말로 한 가지 충수염만이 아닌 만병으로 퍼져 가는 지극히 해로운 숙변인 것이다. 그리고 창자에 관계하는 근육은 모두 언제나 잘 활동하는 상태로 유지되어 있지 않으면 안 된다.

그리고 이 근육을 약하게 하다든가 또는 근육의 신경력을 **빼앗는다든가** 하는 따위의 경우가 생기게 되면 반드시 숙변 보류자가 된다.

8. 연독

숙변 체류의 원인 중에 연독(鉛毒)이라는 것이 있다. 서양화가들은 숙변보류증에 걸리기 쉬운데 화구 중에 많이 함유된 납(鉛)을 모르는 사이에 체내에 흡수하기 때문이다. 장내 분비물이 감소하는 데에 따라 그 신경 작용도 약해진다. 그 결과 때로는 경련을 일으키는 수가 있다.

연독에 의하여 야기되는 숙변 체류는 대단히 완고하다. 그리고 많은 경우에 이들은 숙변 체류를 근치하기 위해 생식요법, 단식 요법이나 일산화탄소든가 연류(鉛類)를 없애버릴 수 있는 완하제를 상용하든가, 나체 요법 즉 풍욕을 실시해야 할 것이다. 만일에 그런 것 모두가 될 수 없다면 전직(轉職)하는 외에 도리가 없다.

또 배변할 때에 부적당하게 앉아 있으면 근육을 약화시키는 원인으로도 된다. 그리고 치질 등에 걸리게 되는 것이다. 만사에 있어서 중용이야말로 바람직한 것이다.

그리고 특히 배변 중에는 아랫배에 너무 힘을 주거나 너무 위세를 부리지 않도록 주의해야 한다. 너무 배에 힘을 주어 뇌일혈을 화장실에서 일으킨 사람도 있다. 창자의 기능의 활동부족도 숙변 체류의 원인으로 보이는데 그 활동이 지나치는 것도 또 확실히 숙변의 원인으로 보인다.

경우에 따라 항문의 괄약근에 경련을 일으키는 수가 있다. 장기간에 걸쳐 유독물이나 약제로 자주 세장을 한 것에 기인하는 것이다. 그리고 그 해소에는 각반 요법을 하며, 무해 유효한 약제를 먹든가, 침상 속에서 복부를 노출하는 취침법을 하는 것이다.

척수의 근육도 수축하는 것이다. 그리고 이들은 창자로 통하는 척수신경과 직접 관계가 있다. 척수신경의 장해는 숙변이 원인이 되는 것이다. 어째서 그런가 하면 복부로 부터의 충동을, 이 신경은 중추신경에게 전한다. 그리고 거기에서 파출 신경이라고 불리는 것이 자동적으로 창자의 운동을 일으키는 바의 충동을 보내는 것이다. 이 신경을 심하게 하면 장마비(腸麻痺)에 빠져 숙변 체류가 된다는 것은 다음의 사실에 의거하여서도 증명될 것이다.

즉 척주나 요추골에 촉수요법을 하든가, 7승 찜질을 하든가, 한천 식이요법을 응용하면 이 종류의 숙변은 대개 복통을 일으키고 - 이 경우의 복통은 복벽에서 숙변이 떨어지기 때문이어서 붕어운동을 하면 바로 낫는다 - 다음에 배변이 시작되어 치유되는 것이다.

나도 많은 환자에게 이 방법을 지도하여 성공한 경험이 있다. 그 사람들은 다른 치료는 아무 효과도 없었던 것이다. 숙변의 원인은 대체로 명백하므로 그 치료법도 간단히 쉽게 행해져서 좋을 것이다. 만일 우리들의 생활 습관이 자연의 법칙에 일치하고 있기만 하면 신체의 갖가지 질환은 일어나지 않는 것이다. 이것이 진리이다.

우리는 육체적으로도 정신적으로도 자연의 법칙에 따르도록 노력해야 할 것이다. 우리가 자연과 융합하여 생활하기 시작하면 육체의 세포는 바로 다시 활동을 시작할 것이다. 그리고 각 기관이 효과적으로 활동을 시작할 것이다.

이들의 신체의 기관 중에서 중요한 것은 뭐니 뭐니 해도 장(腸, 창자)이다. 창자야말로 우리의 복잡한 인체공장의 정화운동에 중대한 역할을 연출하는 것이라는 점을 항상 기억하고 잊어서는 안 된다.

〈7승 냉온 찜질법, 풍욕〉

(1) 효능
7승(乘) 온냉 찜질은 국부적 통증이 있는 경우 실시하여 효과가 있다. 예를 들면 관절염, 류머티즘, 요통, 배통(背痛), 늑간신경통(肋間神經痛), 복통 기타 일체의 통증에 좋다.

(2) 방법

온수와 냉수를 각각 다른 그릇에 준비하고, 타월 또는 적당한 헝겊을 이용하여 다음의 시간 표에 따라 환부에 찜질을 실시한다. 온찜질은 데지 않는 한도에서 뜨거울수록 좋다. 적당한 온찜질 시간부터 시작하여 결국에는 1분 교호가 되도록 인도한다.

7乘 溫冷 찜질 시간표

온 찜질 시간	20분	14분	10분	7분	5분	3분 30초	2분 30초	1분 40초	1분	1분
냉 찜질 시간	14분	10분	7분	5분	3분 30초	2분 30초	1분 40초	1분	1분	1분

(3) 주의

연령 및 환자의 체질, 환부의 위치, 증상의 경중에 따라서는 20분, 14분, 10분 등과 같이 장 시간의 찜질부터 하는 것이 아니고 5분 혹은 3분 30초부터 시작할 경우도 있다. 또 반대로 장시간부터 행하지 않으면 효과가 적은 경우도 있다. 열상을 피하기 위해 온찜질은 피부위 에 마른 헝겊 한 겹을 대고 그 위에 행하고, 냉찜질은 직접 피부에 댈 것, 두 개의 빙낭(氷 囊)을 써서 온수와 냉수(속에 얼음을 넣는다)를 교호로 사용해도 좋다. 그리고 종료 후 독소 (노폐물)의 배출을 쉽게 하기 위해, 신장(腎臟)의 미동조작(微動操作)을 행하는 수도 있다.

나요법(풍욕)

가능하면 팬티도 벗고 전신을 공기에 쐬는 것이 좋다. 착의는 그 계절의 것보다 약간 두껍게 한다. 건강체는 걸상에 앉아 모포 등을 쓰는 것이 좋다. 환자는 누운 채로 침구를 벗었다 덮었다를 한다.

횟 수	1	2	3	4	5	6	7	8	9	10	11
방을 개방하고 나체로 되는 시간	20초	30초	40초	50초	60초	70초	80초	90초	100초	110초	120초
옷을 입고 방을 닫고 덥히는 시간	1분	1분	1분	1분	1분 반	1분 반	1분 반	2분	2분	2분	옷을 입고 2,3분간 평상에서 편히 쉰다

[나체(裸體)요법 시간표]

PART**4**.

하제

| 제 4장 |

하제

1. 변비용 하제

약제류는 일반적으로 말하면 복용하지 않는 것이 제일 좋은 것이다. 그러나 약제의 힘을 빌리는 편이 지름길인 경우가 있고 약제의 힘이 아니면 안 되는 수도 있다.

한마디로 약제 운운해도 실은 일상 섭취하고 있는 음식도 일종의 약제이고, 공기도 물론 일광도, 운동을 한다는 것도 안정을 취하는 것도, 혹은 강화(講話)를 듣고 그것이 몸에 배여서 감격하면 그것도 하나의 약제로서의 작용이며 약효이다. 신앙에 의해 역사 같은 결과를 가져오는 수도 있다.

그러나 약이 된다고 해도 연속할 때 해가 있는 것과 없는 것, 유용한 것과 일시적인 것이 있으므로 미리부터 날짜를 정하고 복용하는 것이 좋다. 예를 들어 삶은 것과 날 것을 혼식하는 사람은 아무래도 기생충이 번식하므로 비자나무 열매를 월초의 1일부터 5일~6일까지 연속하여 1일 10알씩 먹고 월중간의 15일부터 또 같이 시작하는 식으로 복용한다면 무방하다. 그렇다고 하여 그런 일을 연중 내내 계속해야 하는가 하면 그것도 필요 없다. 3개월 정도 계속하였으면 3개월쯤은 쉬어도 상관없고 또 먹는 방법에도 갖가지가 있다. 예를 들면 위장이 약한 사람은 비자나무 열매를 알맹이 채로 먹는 것은 좋지 않다. 반드시 그대로 불에 구워서 외피를 벗기고 속껍질이 있는 채로 찧어 가루로 만들어 현미죽에 뿌려서 먹는 방식으로 한다.

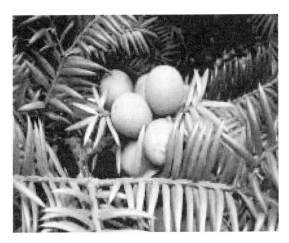

[비자나무 열매]

그건 그렇다 하고, 하제에 관해 한 보통 약국이든가 제약소에서 제조하는 것은 연속하여 복용해서는 안 된다는 정도는 누구도 알고 있다. 그러니까 약제불용의 생활을 하지 않으면 안 된다. 그것은 숙변을 배제하는 동시에 변비가 되지 않게 하는 방법이다. 그것이 바로 니시식 생활이라는 것이 된다.

그것은 생야채 이상즙(泥狀汁) 섭취법이든가 복부 노출의 취침법이든가 냉온욕 후의 복부 마찰이든가 갖가지 방법 중 어느 것인가를 실시하는 일이다.

많은 만성변비 환자는 종래의 사고방식인 낡은 생활양식을 버리고 그리고 어떠한 약제에도 의존하지 않고 창자가 자연적인 운동을 할 수 있도록 해야 한다. 이것은 언제나 내가 주장하고 있는 바이다. 그리고 여기에서 내가 말하는 사항에 의해 불행한 많은 변비증 환자들은 약제의 저주로부터 풀려나게 될 것을 나는 충심으로 바라고 원하는 것이다.

다시 말해서 변비에 쓰여 지는 약제는 모두 창상, 화상을 고치는 작용을 갖고 있는 것 이외에는 해로운 하제라고 하는 것이다. 변비를 근치하기 위해서 복용되는 보통의 약제라고 하는 것은 어느 것이고 그 해로운 점에 다만 박차를 더하는 데에 불과하다.

병균을 발생시킨다, 오수통을 뱃속에 넣고 돌아다닌다, 혹은 뇌혈관을 마비시키든가, 파열시키든가 끝내는 팽창된 부위에 종양을 만들든가, 두개골내의 종양의 대수술에는 성공하여 종양은 적출하였으나 본인은 천명을 마쳤다, 하는 따위의 일은 그 기원이 바로 숙변에서 온 것이다.

그 숙변을 제거하기 위해서는 가령 다소의 해가 있을지라도 창자를 세척하는 약을 먹는 편이 좋지 않은가 하고 논하는 사람이 있을 지도 모른다. 과연 그 의견은 나쁘지 않다. 단, 그것은 만부득이한 경우에 있어서 만이다.

그렇지만 진실을 말하면 인간의 내장은 어느 것이고 청결하고 건전할 수 있는 것이다. 그러므로 깨끗하지 않은 창자를 항상 갖고 있기 보다는 청결한 창자를 갖는 일에 더 노력을 기울이는 편이 좋은 것이다.

우리들은 약을 먹었다고 해서 체내의 전부의 오물을 내보낼 수는 없다. 이렇게 말하는 것은 창자가 불결하게 되었을 때에는 신체 전부의 세포가 그 나쁜 영향을 받고 있는 것이다. 실로 전체의 어느 부분의 조직이라도 창자의 내용물의 상태 여하에 따르는 것이다. 그리고 그 관계는 극히 광범위하다.

이들의 조직은 혈액에 의해 키워지는 것이며 그리고 혈액이 부패한 물질을 흡수하여 불순하게 되면 실제 세포도 부패하게 될 것임에 틀림없다.

음식물에 관해 여러 가지 취체규칙이 있는 것은 국민에게 순결한 식품을 공급하는 것을 목적으로 한 것이다. 신선하고 영양이 풍부한 것을 공급하도록 시끄럽게 말했다고 해도 위장이 해를 입고 있어서 그들의 식품을 쓸모없이 만들어 버린다면 모처럼의 주위 사람들의 배려도 아무 소용이 없게 될 것이다.

대개의 사람들 체내에서의 음식물은 부패 상태에 있다. 우리들은 이 진리를 알아차릴 때 신체의 몇 백억이라는 세포는 창자에서 흡수하는 불결물 때문에 얼마나 침해되는가 알게 된다.

과연, 보통의 하제는 잔여의 물질에 닿을 것이다. 그리고 인체를 형성하는 수백억의 세포에 어떻게 그 하제가 영향을 미칠 수 있는가를 알아야 한다. 신체의 각 조직을 형성하는 이들 세포군은 침체된 창자로부터 불결물을 흡수하여, 실로 유해한 상태에 직면하고 있는 것이다.

이런 상태에 도달하여 버리면 대청소가 행해지지 않으면 안 된다. 이 대청소란 단순히 장내에 한정되지 않고 체내의 전 세포에 미치지 않으면 안 된다. 그러므로 우리는 체내를 재생시키는데 좋은 상태가 될 만한 형편에 도달하지 않으면 안 된다.

이것은 단순한 유독 자극제를 쓰는 것만으로 얻어지는 것은 아니다. 다만 **자연 요법에 의하여 일상의 기거동작이나 식사, 운동, 휴식, 목욕, 풍욕, 취침 모두가 산ㆍ염기평형의 원칙에 상반되지 않는 생활**을 말하는 것이다.

내가 오늘날까지 건강, 질병 등의 상담을 한 허다한 사람들은 전부라고 해도 좋은 정도로 숙변 보류자이고 그것에 다종다양한 약제를 쓰고 있든가 하였다.

난의포식(暖衣飽食)의 사치로 지내온 사람이 호르몬제다, 영양제다, 피서다, 피한이다, 온천이다 하여도 어느 것도 효과가 없기 때문에 나에게 온 것이다. 실지로 고혈압증, 빈혈, 언어장해, 당뇨병, 신염, 류머티즘, 위장 상해, 좌골신경통이나 기타의 질환으로 나에게 건강지도를 청해 온 많은 환자는 일생을 통하여 만성변비증을 근치되지 않는 것이라고 관념하여 온 사람들이다.

그러나 만일에 다른 질병을 고친다고 해도 우선 제일로 숙변 정체부터 고치기 시작하지 않으면 안 된다는 것은 논리적인 기획이다. 그리고 가장 절망하고 있던 환자라도 하제를 쓰지 않는 자연요법에 의하여 놀랄 정도로 좋은 결과를 얻는 것이다.

불행하게도 일반 사람들은 사소한 일에도 약제를 쓰도록 교육되어 왔다. 그리고 그 약제가 듣기만 하면 바로 만족하고 있는 것이다. 단 이들의 약제는 한 번 쓰여 지면 습관적이 되어서 마치 평상시의 식사처럼 필요한 것으로 되어버리는 것이다. 위험은 실로 여기에서 시작되는 것이다.

2. 하제는 만병을 초래함

만병의 근원을 이루는 숙변을 배제하는 데는 적당한 식사조절도 하고 복부에 「の」자형 마찰도 하고, 된장이나 메밀을 붙이기도 하고, 되도록 부작용이 없는 약제를 먹어서 그것으로 배설이 되는 것이면 그 쪽이 방식만은 지극히 간단할 것이다.

또 사람에 따라서는 물을 마시는 것이 싫은 사람도 있다. 그래서 부득이 해가 있는 줄 알면서도 여러 가지 하제를 쓰고 싶어 한다. 거기서 나는 유익무해한 하제로서 쿠리마그를 창제한 것이었다. 이것이라면 장관을 상하게 하지 않고 일산화탄소를 제거하고 그 위에 변통을 붙이는 작용을 하게 된다.

그런데 단순히 하제라고 하는 것만을 연용하는 것은 그러는 동안에 창자에 상처를 낼 뿐 아니라 상처가 나면 출혈도 할 것이다. 응고하여 검은 덩어리가 되어 이것이 창자의 굴곡부위에 퇴적되면 흑변이라는 숙변이 되어서 정체하게 된다.

흔히 단식 등을 하였을 때 새까만 변이 나왔다고 떠드는 것은 바로 그것이다. 그러므로 하제는 절대로 완하제이면서, 그 위에 창상약을 겸한 작용이 있는 것이 아니면 안 된다. 나는 최근 먹기 쉬우면서 같은 목적을 달성할 수 있는 것을 생각했는데, 언젠가 후일 반드시 세상에 내놓을 기회가 있으리라고 생각한다.

하제로 인해 장벽만이 아니고 신체 전체에 영향을 미치는 해라는 것은 대단히 뿌리 깊은 것이어서 처음에는 쉽게 알 수 없을지도 모른다. 그들의 해로운 하제는 배의 운동을 둔하게도 하고 강력하게 증가시키기도 한다.

분비액은 대단히 빨리 나온다. 그리고 장내의 음식물을 급격히 줄여 쓸어내듯이 배설한다. 그리고 이때 배설되는 것은 약과 함께 위장내의 음식물이다. 이렇게 격한 소란이 한바탕 지난 후에 위에서 직장에 이르기까지 조직이 파괴된 흔적이 남게 되는 것이다.

이 같은 자극이 지난 뒤에는 필연적으로 이완과 침체의 시기가 온다. 그런즉 그 결과 다시 분변이 되게 하는 것이다. 이렇게 하여 숙변 체류 상태는 조치된 예가 없다. 그래서 또 다른 하제를 써 보는 것이다.

그러나 이와 같이 끊임없이 장점막을 자극하면 중대한 질환에 걸리게 되는 것이다. 어떤 질병에 걸리는가 하면 그것은 그 사람의 직업이나 생활환경 등도 있을 것이고 가정의 사정, 생활의 정도, 기호, 도락, 취미 등에 의해 자극을 받는 창자의 부위에 따라 차가 있다.

그 부위에 직접 연락되는 뇌혈관의 마비, 그것에 연계되는 수족의 신경, 수족근골의 부위에 의하여 위에 취약을 가져오고, 간장의 활동을 둔하게 하고, 폐의 기능을 저하시키고, 신장의 여과작용에 지장을 일으키며, 비장에 미치는 것, 췌장을 범하는 경우, 대소장, 방광, 생식기, 항문의 어느 것인가에 장해가 생기는 수도 있고, 코,

눈, 인후, 피부 방면에 파급하는 경우도 있다. 혹은 뇌의 전엽에 상해를 초래하여 정신에 이상을 나타내는 것도 있다. 그 질병에는 각양각색의 것이 있는데 지금 여기서는 직장암과 치질의 경우를 말하는 데에 그치고자 한다.

끊임없이 보통의 하제의 신세를 지기보다는 차라리 변비 상태로 있는 편이 해가 적다고 말하고 있는데, 그것은 단순히 지연이다. 어째서 그런가 하면, 만일 하제가 손쉽게 입수되지 않는다고 하면 사람들은 침체된 창자의 치료를 위해서 어쩔 수 없이 자연요법을 하기에 이를 것이다.

하제약은 우선 처음에 창자를 자극하여 활동시킨다. 단 그것은 일시적인 일이다. 두 번 째로 「쿠리마그」 이외의 다른 하제약은 우울과 활동의 침체를 가져오는 것이며 창자활동의 침체는 하제약을 계속 복용할 때마다 증대되는 것이다.

그것뿐만 아니라 배설 때문에 사용되는 약제의 대부분은 단지 창자의 말단 1, 2인치를 자극하는 것이 그 목적인데 그 약제는 대단히 넓은 범위를 자극하는 것이다. 즉 위뿐만 아니라 약 24.5자(尺)[5]나 되는 소장이나 대장까지도 함께 자극하여 버린다. 대체 이와 같은 불합리한 치료법이 있을 수 있겠는가?

이미 말한 바이나 분변은 주로 아래쪽 창자에 축적되는 것이다. 이렇게 말하는 것은 창자를 텅 비게 하는 기능이 약해졌기 때문이다. 그런데 만일 인공적인 치료로 이 부분을 다시 자극한다면 직장은 겁을 내고 어쩔 줄을 모르게 될 것이다.

하제를 사용하는 사람은 보통 입으로 먹는다. 보통의 하제를 먹으면 우선 교란되는 것은 위이다. 그래서 중요한 소화 작용은 행해지지 않게 되고 다량의 음식물은 소화액의 화학 작용에 반응을 보이지 않고 창자로 흘러 내려간다. 또한 이것처럼 해로운 일이 있겠는가?

확실히 환자를 교육하는 일이야말로 치료의 가장 중요한 임무이다. 그런데도 어디서

---

5) 자(尺) 1尺은 약 30.3cm이다.

도 반성되지 않고 있다. 이것은 반드시 의사가 나쁘다는 것은 아니다. 이렇게 말하는 이유로는 대부분의 환자는 다루기 어려워서 청결히 하고 규칙 바르게 창자를 운동시키는 것 같은 방법을 가르쳐주어도 귀찮게 생각하여 받아들이지 않는 것이다.

사람들은 편리한 약병이나 환약상자를 손에 넣을 수 있다면 아무리 생활 방법이 그릇되어 있을지라도 그것을 계속하는 편을 선호한다. 이런 종류의 사람들은 복용하는 약제가 얼마나 위험한가를 알려고 하지 않는다. 만일에 이들이 참으로 그의 해를 안다면 내가 말해 오고 있는 진리에 귀를 기울일 것이다.

3. 감홍, 피마자

일반적으로 하제라는 것은 내복하면 창자의 배설을 촉진하는 약제라고 정의하여도 좋을 것이다. 그 작용에는 3가지가 있다. 예를 들면 그것은 첫째로 장벽에 작용한다. 그리고 운동을 왕성하게 하는 것이다. 다음에 두 번째로 하제는 장내 물질의 용적을 늘리고 그리고 자동적으로 창자의 운동을 자극하는 것이다. 다음 세 번째는 윤활제로서의 작용을 갖고 있다.

어떤 권위자에 의하면 통변약이라고 불리는 것은 단순한 하제라고 한다. 그들의 하제는 활동력에 있어서 조금씩 다른 것이다. 통변약은 비교적 약한 것으로 유산마그네슘, 올리브유, 피마지유, 파리핀유 등의 혼합물이다.

통변약보다 강한 하제란 노회, 대황, 전나, 피마자유, 영실[6](營實) 및 감홍(甘汞) 등이다. 이상에 말한 것 중에서 후자는 결코 정기적으로 써서는 결코 안 된다. 그 이유는 수은독의 징후가 나타나기 때문이다. 감홍은 담을 세척하므로 이것은 간장병에 자주 이용된다. 그러나 이것을 규칙적으로 사용하면 해롭다[7].

이것을 사용하면 심하게 조여 매는 것 같아서 현훈이나 구토를 일으킨다. 만일 이것을 다량으로 내복하면 위나 창자에 염증을 일으키고, 그 결과 혈액과 함께 점액을 상실하게 된다. 준하제를 상용하면 신장이나 방광에 영향을 미친다. 그리고 창자를 통하여 신체에서 상당히 많은 물을 흡수하여 버린다.

감홍에 관하여 말하면 이것은 광물의 독소이며 수은, 염화물의 형태로 수은을 함유하고 있는 것이다. 그리고 간장이나 창자에 작용하는 것은 이 약제 중의 수은이라고 일반에게 생각되고 있다.

과연 보통의 말로 하면 그런 효과가 있다고 말할 수 있을 것이다. 그렇지만 실제로는 약에 작용하는 것이 이들 제 기관인 것이다. 감홍은 독이므로 간장이나 창자가 활동하는 것이다.

간장이나 창자의 분비선이 현저하게 그 분비물을 늘리는 것은 되도록 속히 창자의 내용물을 배설하고자하기 때문이다. 그리고 감홍은 씻겨져 나온다. 이 자극의 뒤에 피로가 따르는 것이다. 그리고 만일 그 복통을 계속하면 필연적으로 창자의 침체를 가져오는 것이다.

인체에 감홍이 있으면 중대한 변화를 생기게 할 것이다. 때로는 창자가 몹시 약해져서 이 유독물을 배설할 힘을 잃은 것이다. 이를 배설하기 위한 용액을 분비할 수가 없게 된다.

감홍을 규칙적으로 먹고 있는 사람은 헤아릴 수 없는 해독을 체구에 받고 있는 것이다. 이 약제나 다른 수은 조제액은 인체에서 배설되는 데에 상당한 곤란이 따르는

---

6) 영실(營實) ; 들장미의 씨
7) 이것은 약자입, 소감모니(蘇甘母尼, 스카모니) 및 파두유 등이 함유되어 있다.

것이다. 그리고 만일 그것들이 신체에 머물러 있으면 이(齒)가 들뜨게 된다든가 침이 자꾸 흘러나오게 된다.

그리고 이것은 점막이나 구강의 선을 통하여 수은을 배설하려는 조화의 노력인 것이다. 실제로 금속의 기미는 분명하게 의사에게도 인지 될 수 있는 것이다.

이상은 수은독의 공통된 징후의 일부분이다. 이와 동시에 또 치근이 아프거나, 충혈되든가, 구강이나 인후에 고름이 들든가 하는 것이다. 턱의 뼈가 파괴되는 일도 있다. 한편 숨(息)은 부패된 몸 안에서 나오므로 악취를 띠게 된다. 또 환자는 빈혈증을 일으키고 체중이 감퇴하고, 오줌이 적어진다.

만약에 수은이 몸 안에서 없어지지 않으면 그 독소는 끝내 손이나 발의 신경에까지 영향을 줄 것이다. 이것을 예방하는 것은 본 강의에서 말하는 방법으로 가능하다.

많은 경우에 있어 운동실조는 수은독의 결과이다. 그러므로 감홍이나 다른 수은조제제를 계속 먹으면서, 약간의 해가 있어도 효과가 있다고 생각하는 사람은 본 강의를 읽어도 그것은 시간 낭비이다.

나는 감홍의 독에 관하여 진상을 말한 것이다. 나의 설은 확고한 의학상의 권위를 갖고 있다고 생각한다.

많은 점에 있어서 이것보다 해가 적은 것은 피마자유이다. 이 약제는 피마의 종자에서 짜 낸다는 것은 이번의 대전[8]에서 거의 모르는 사람이 없을 정도로 유명하게 되었다.

이 약제는 전쟁에는 없어서는 안 되는 것이며 하제로 사용한다는 것은 아닌데 복용할 때에는 대단히 불쾌한 것이므로 토기(吐氣)를 일으키는 데에 효과가 있다. 이것은 창자에 작용하여 약 2, 3시간에서 6, 7시간 창자를 움직이는 효과가 있다.

---

8) 대전(大戰) ; 저자가 이 책을 저술한 시기에 발발한 제 2차 세계대전을 의미한다.

따라서 충수염의 염려가 있는 사람은 이 피마자유를 복용하면 안 된다.

이것은 수은과는 달라서 신체 조직에 중대한 해는 미치지 않지만 「쿠리마그」 이외의 모든 하제에 공용되는 불리점(不利点)이 있다. 즉, 자극한 후에 침체작용이 따르는 것이다. 환언하면 그저 변비를 늘리는데 불과한 것이다.

4. 어린이의 식이

어린이를 키우는 어머니가 주의하지 않으면 안 되는 것은, 일반에게 팔고 있는 통변약을 우유나 분유 등에 섞어 도리어 어린이의 창자를 교란시키는 일이다. 세장(洗腸)의 목적으로 갓난아기에게 이것을 먹이면 유아의 창자를 보호하기 위해 들어 있는 암록색의 물질을 배출하게 해 버린다. 이것은 중대한 잘못이다.

그 암록색의 물질이야말로 미코니움(Meconium)으로 불리는 점액이다. 이 점액은 같은 이름으로 되어 있는 태내에 있을 때 체류된 태변에는 틀림없지만 갓 태어나서 피부 호흡만 시키고 있을 때 배설되는 것은 태변 즉 배내똥과는 동명이물이므로 잘 이해하기 바란다.

그리고 이 암록색의 점액은 창자를 규칙적으로 개폐하여 그 내용물을 배설시키는 임무를 갖고 있는 것이다.

그런데 보통의 통변만을 목적으로 하는 하제를 사용한다는 것은 불합리하다고 할지, 이해가 없다고 할지라도 난폭하게도 그것을 없애버리게 되는 것이다. 그렇게 하는 것은 어린이에게 있어서는 천연자연의 살균제와 장벽보강을 겸한 자극물을 잃는 것이 되므로 일찌감치 변비의 습관이 확립되는 것이다.

유유아(乳幼兒)고 어린이고 변비는 식사법의 잘못에서 발생하는 것이다. 그리고 창자가 약한 어린이는 모유의 아기보다 우유로 자란 어린이 사이에 많다는 것은 흥미있는 사실이다. 모유의 속에는 지방분과 유당이 포함되고 있어서 그것이 창자를 자극하는 작용을 갖는 것이다. 그런데 불행하게도 많은 어린이는 보통의 열 살균법에 의한 암소 젖으로 키워지고 있는 것이다.

우유는 열 살균법에 의하면 완전히 안전한 것이라고 생각되고 있다. 그런데 그 유효성분의 어떤 것이 파괴된다는 것은 사실이다. 우유 속에 함유되는 비타민이든가 다른 효소나 물론 결국 생명소(生命素)는 열이 가해지면 파괴되는 것이다.

이 **파스퇴르 살균법에 의존하는 것은 즉, 불결한 우유를 마시는 것과 같은 것**이라고 해도 결코 과언이 아니다.

우유는 어린 아기에 있어서는 대단히 유용한 음식물이다. 그 우유가 없으면 그 이상 좋은 현미미음을 만들면 되는 것이다.   다행이 우리나라에 많은 좋은 목장이 있어 좋은 위생시설 하에 우유가 생산되고 있다. 그리고 이 영양물을 채취하는데, 가장 좋은 것은 파스퇴르 살균을 하지 않는 방법이다.

최근에는 이렇게 채취하고 있는 곳이 많은 모양이므로 청결한 우유가 열에 의하여 별로 파괴되지 않는다. 그리고 우유를 살균한 때보다도 더 건강한 상태로 유지할 수 있는 것이다.

많은 어린 아기들의 식사에 즈음하여 저지르는 많은 과오는 너무도 많이 전분성 음식을 먹이는 일이다. 시장에서 팔리는 식품 중에서는 그 주요성분이 단지 전분만인 경우가 있다.

이것을 지나치게 먹이면 변비를 일으켜서 만성숙변 보류자가 되고 4, 5세쯤에도 뜻

밖에 감기가 원인으로 되어 소아마비가 된다든가, 반신불수가 된다든가, 간질병이 된다든가 각양각색의 만성병으로 되어 나타나는 것이다.

그중에는 변비이면서 설사만으로 고생하고 있는 경우도 있다. **만성 설사증이라고 하는 것은 실은 만성 변비증, 결국 만성 숙변인 것이다.**

설사는 일반에게는 질병으로 보이는데 그것은 잘못이다. 더구나 멈출 목적으로 약제가 주어지는 일이 누누이 있다. 이러한 지사제의 약제에는 아마도 아편이 함유되어 있을 것이다. 그러한 약제가 유해하다고 하는 것은 논할 가치도 없다.

어린이에게는 과일을 자주 먹였으면 좋겠다. 특히 가공하지 않은 과일이 좋다. 이것은 창자의 활동을 조용히 자연적으로 자극하는 것이다.

5. 가성 마그네시아

어른이 가장 잘 쓰는 하제의 하나는 전나(旃那)이다. 이것은 열대 지방에서 나는 전나라는 식물의 잎을 말려서 만든 것이다. 어떻게 되어 이것이 하제의 효과가 있는가 하면 이 중에는 통리산(通痢酸-Catharticacid)이 함유되어 있기 때문이다.

이것이 체내에 들어가자, 대장의 근육은 크게 자극된다. 피마자유와 같아서 이것은 체내에 흡수될 수 있는 것이다. 그러므로 젖먹이를 갖고 있는 모체로서는 사용해서는 안 되는 것이다.

이 종류가 다른 하제에서도 같은 것처럼, 전나는 구토를 일으키고 때로는 고통이 나타난다. 이 약제는 단독으로는 처방되지 않는 경우가 많다. 무화과나 매실의 즙, 감초, 설탕 등이 섞여진다. 보통의 감초분은 전나, 감초, 회향, 유황, 설탕으로 되어 있다. 감초는 전나의 싫은 맛을 없애기 위해서 쓰여 지는 것이다.

각종의 질병 치료에 있어서 흔히 청옥이 처방된다. 이 환약은 대개 밤의 취침에 앞서서 복용된다. 그리고 다음날 아침 환약 흑제로 보통 불리고 있는 전나제로 복용한다. 그런즉 처음의 청옥은 소장의 하제가 되고, 전나는 대장에서 활동하게 된다.

이리하여 창자 전체가 완전히 작용된 것으로 4, 50세 정도의 의사는 확신하고 있었다. 그러나 오늘날에는 그런 것을 믿고 있는 사람은 없어졌으리라고 생각한다.

오늘날에는 가장 일반적으로 전나차나 카스카라 등을 우려서 복용하고 있다. 전나나 카스카라를 수 시간 담가서 만드는 것이다. 그것이 묽으면 묽을수록 해도 적어지는 셈이다. 그러나 해가 없다는 것은 효과도 그만큼 적은 것이 된다. 치료가 미온적이면 효과도 미온적이 되는 셈이다.

이 전나차를 즐겨 마시는 습관에서 장마비를 초래하고, 창자 운동이 지둔하게 되어 고변이 추위를 타게 되므로 옷을 겹쳐 입고 방을 꼭 잠그고 목탄 화로를 놓는 등 하는 데서 일산화탄소가 발생 흡수되어 이것은 암으로, 암으로 유도된다.

평소에 위를 앓는 자는 위암으로 되고, 설사증은 직장암, 대식가는 간장암, 자궁암으로 된다. 전나와 같은 혹은 이와 유사한 하제의 상용은 해가 있는 것도 알고 있으면서 단 필요하다고 믿고 있었다.

그러나 음식에는 생야채를 많이 먹게 하고, 밤에 잘 때에는 배를 내놓고 자도록 하는 방침을 써서 이 종류의 하제 애호가를 중지 시킬 수 있었는데 뒤에 가서야 결국 기뻐하게 되었던 것이다.

창자 자극제 중에는 염제 하제로서 유명한 것이 몇 종류 있다. 제일 잘 알려지고 있는 것이 「유고」와 「가(假)마그」이다. 유산(硫酸) 마그네시아를 약하여 「유고」, 가성

마그네시아를 약하여 「가마그」라고 한다. 이것은 광석에서도 해수에서도 채취된다.

그리고 인공적으로도 조제되는 것이다. 보기에는 이 염제는 작은 무색의 백색입자이다. 보통 이 염을 물에 타서 복용한다. 많은 의사도 이것을 사용한다.

나는 「가마그」를 유상으로 하였는데 내가 관계하고 있는 동안에는 나는 절대로 보증하였다. 그것은 나는 때때로 시험하였기 때문이다. 요즘 나도 대단히 다망하므로 시험할 틈이 없어서 많은 질문에 대해 무엇이라고 회답할 수 없는 것을 새삼 변명으로 하고 싶다.

「가마그」의 유제라면 결코 걱정은 없는데, 그렇게 하지 않은 보통의 염제를 많이 복용한다면 심한 통증을 일으키게 되는 것이다.

염성(鹽性) 하제는 인체로부터 수분을 흡수하여서 작용하는 것이다. 그러므로 상당한 시간이 경과하지 않으면 효과가 나타나지 않는다.

특히 그 염류가 잘 녹지 않을 경우는 환자가 희망하는 결과를 얻는 데는 흔히 십 수 시간 내지 이십 시간 이상 걸리는 것이다. 단 그 염이 묽고 고르게 잘 녹아 있으면 그 효과도 훨씬 빠른 것이다.

여기서 주의해야 할 일은 이들의 염은 창자를 통하여 인체에서 수분을 흡수하기 때문에 때로는 부종이나 거기에 유사한 질환에 걸리게 된다는 점이다. 이것은 맹목적 치료법이다. 어째서 그런가 하면 창자는 지쳐버리고 그 부종 환자는 이전보다 더 나빠지기 때문이다.

6. 무약 요법

뱃레이 소온 박사는 의학협회에서 영양에 관한 강연을 하였을 때 역설한 바가 있다. 「변이 수사(水瀉) 될 때는 보통의 변인 경우보다 더 신체의 독소를 촉진시키는 것이다」라고 지적하였다.

수사물(水瀉物)은 골반에 가까운 창자나 직장으로부터 쉽게 흡수된다. 그리고 염성 하제를 사용하는 결과로서 「언제나 습관적으로 수사변을 배설하는 사람은 항상 직장을 유독한 배설물로 채우고 있는 셈이 된다.」고 소온 박사는 부언하였다.

유명한 의학의 태두 써 제임스 소이어 박사는 『분변정지(糞便靜止- Coprostasis)』란 명저에서 말하고 있는데, 의사는 그의 환자의 창자 치료를 환자에게 맡겨서는 안된다고 한다.

이것은 정말로 그렇다. 더욱 박사는 말하기를 습관적 변비를 치료하는 데는 **「무약 치료법이 실패로 돌아갔다고 판명될 때까지 약제를 삼가는 것이 건전한 치료원칙이다.」**고 말한다.

이 말이야말로 건전하고 효과 있는 완벽한 충언일 것이다. 그렇지만 불행하게도 소이어 박사의 이 충언을 준봉(遵奉)하는 사람이 극히 적은 것이다. 나도 오랜 경험에서 그렇다는 것을 알고 오늘날에도 더욱 그것을 존중하고 있다.

만일 사람들이 염성 하제를 기계적으로 유상화(乳狀化)한 것이 아닌 가루 모양의 것, 또는 고열에 의한 미유상(黴乳狀)의 것을 사용하는 것이 얼마나 두려워해야 할 해독을 끼치는 것인가를 알고 있기만 한다면 병자는 그것만으로도 반감되리라고 단언 할 수 있다.

분상염(粉狀鹽)은 아무리 물에 잘 풀린 것 같아도 간장이나 췌장 및 장벽에 붙어 있는 무수한 샘(線)을 자극하고 지나는 경향이 있다. 그러므로 이 하제를 쓰면, 대단히 많은 분비액이 배설되므로 그들의 분비선은 오래지 않아서 영구히 손상되고 마는 것이다. 그리고 창자의 온 기능은 상당히 해를 입는 것이다.

그 결과로 그 사람의 생활력은 쇠퇴하고, 의기는 소침하여 우울해지든가, 아니면 흥분하든가, 초조해지든가 하는데 이런 일을 번갈아 반복하는 것이다.

제르미아 박사는 「그대의 몸은 아무리 많은 약제를 쓴다고 해도 보람이 없으리라」 라고 절규하였다. 아마 그 말을 외친 박사 자신이 약의 희생이 된 사람이었으리라고 생각된다. 특히 복부에 심한 통증을 느낄 때는 하제 사용은 지극히 위험하다.

이 진리를 하롤드 버로우스 박사는 그의 저서 『외과의 함정』에서 역설하고 있다.

충수염 즉 흔히 말하는 **맹장염이나 기타 창자 장해에 걸려 있는 환자에게 피마자유를 사용하는 것은 대단히 위험한 일이고 해롭다**는 것을 말하고 있다.

더욱 유명한 외과의사 버로우스 박사가 말하고 있는 바인데 허다한 환자가 이 치료의 성단(聖壇)에서 희생되어 쓰러진 것이다. 염증을 일으킨 충양돌기에 하제를 쓴다고 하는 것은 이를 비유하면 염증을 일으켜서 격통이 있는 관절을 다시 비틀어 꺾는 것과 같다.

나는 가까운 시일 안에 내려고 생각 중인 저서 『무약무도(無藥無刀)의 적극적 건강법』에서 충수염의 문제 및 그의 자연적 요법에 관해 말해 두었으므로 여기서는 이 문제를 다루는 것을 삼가 한다. 그러나 회원에게 하나의 경고를 전하고자 한다. 그 경고는 내 자신이 아니고 의학계의 태두 모이난 경이 말한 것이다. 『외과문제 논문집』이란 저서에서 모이난 경의 확고한 신념을 피력하고 있다.

즉, 「**충수염의 경우에 괴저가 되든가, 복막염이 되는가 하는 것은 모두 하제를 쓰기 때문이다.**」라고 말한다. 여기서 이들의 해가 없는 약제를 생각하지 않을 수 없다.

7. 모르면서 아는 척 하는 것이 병

변비라는 것은 용적이 적은, 삶든가 굽든가 한 식사를 하는 결과로 자주 일어나는 것이라고 이미 말하였다. 그러한 식사는 소화되지 않은 잔재를 거의 포함하지 않는 것이다. 그런데 대장은 그런 것들의 잔재를 필요로 하는 것이다.

이 같은 불건전한 식사 상태는 현미식이나 검정 빵, 과일, 생야채를 먹으면 치료되는 것이지만, 이 같은 음식은 소화하기가 어렵다고 하는 사람도 있다.

물론 이것은 지금까지 연하게 삶든가, 흰쌀밥에 습관이 되든가 한 창자의 소유자이거나, 신체가 허약한 사람의 경우로, 바로 자연 요법에 적응할 수 없을 것이다.

그렇다고 날 때부터 허약하다고 하여 언제까지 그대로 두어서는 한 평생을 제분기계로서 세상에서 곡식만 먹어 없애는 셈이 되므로 진리에 맞는 건강법을 하루라도 빨리 해서 건전한 신체가 되지 않으면 안 된다.

그 첫째의 원인이 창자에 있는 사람이 많으므로 **배의 건강에 의하여서야 말로 허약한 신체에서 강건한 신체로 될 수 있는 것**이다. 그런데 허약한 사람들의 눈에 제일 빨리 읽히는 것이 신문이나 전철 광고란에 영양제이다.

세상의 영양제는 뭐니뭐니 해도 음식보다 최상의 영양제가 있을 리 없다. 음식의 조합과 적도의 이법에 의한 건강법 운동을 하면 배의 기관도 바른 상태를 회복하게 된다.

또 식사를 필요에 따라서 바꾸는 것을 좋아하지 않는 사람도 있다. 이런 사람들은 자기를 구제하기 위해서 무엇인가를 섭취하지 않으면 안 된다. 이 때문에 필요한 약(藥)은 겨(糠)이다. 나는 약이 되기 때문에 약이라 하였으나 사실상 겨는 그것을 약이라고 말할 수는 없을 것이다.

겨란 곡류의 껍질을 벗겨버린 다음에 다시 정백할 때 떨어지는 가루이다. 이것은 소화되지 않는 것이며 일종의 촉매제의 작용을 하는 것이다.

그 겨를 바로 복용하라고 말하지는 않는다. 왜냐하면 불결물을 포함하고 있기 때문이며, 의료용으로서는 겨를 체로 쳐서 깨끗하게 한 분말을, 불에 쐬지 않은 날것 채로 찻숟갈 하나로 가득히 뜬 것으로 충분하다.

그것을 밥에 뿌려 먹어도 좋고, 감자나 콩, 해조류 기타의 어떤 음식에 섞어서 먹어도 무방하다. 또 겨를 섞어 넣은 현미빵이나 보리과자 같은 모양으로 만들어 먹어도 맛이 있고 좋은 것이다. 변비증인 사람들의 음식에 적당한 겨를 넣는 것은 변비를 고치는 동시에 영양제의 일종으로도 된다.

정제된 음식만을 먹고 생활하는 많은 사람들은 이 껄껄한 겨를 혼용하는 것으로써 창자의 작용을 조절하는 동시에 영양상으로도 보좌를 받게 되는 것이다. 그리하여 변비의 나쁜 습관은 점차 고쳐지고 신체 전체의 개선이 이루어지는 것이다.

그러나 우리는 정신을 창자에만 기울여서는 안 된다. 예를 들어서, 공습 시에 급성 설사나 빈뇨가 되는 것은 실제 공습을 받은 사람들이 체험한 일이며, 그것이 공포의 정신작용이라는 것을 모르는 의사나 사람들은 이것 큰일이다, 대장 카타르다, 적리(赤痢)다 하고 떠드는 것이다.

이같이 공포의 정신 작용은 직접 창자나 방광에 영향을 주는 것이므로 항상 창자를 초조하지 않도록 주의해야 한다. 「자기 자신은 변비증이다, 숙변의 보류자다, 숙변은 뇌신경을 마비시키는 것이다.

뇌혈관을 팽창시켜 끝내는 파열시키고 출혈시키는 일이다」라고 생각한다든가, 걱정한다든가 연중 그 따위 일을 마음에 품는다든가 하는 것은 장신경을 초조하게 만드는 것이 된다. 그래서 예부터 깨달음을 얻으려고 한다든가, 얻는 방법은 되도록 마음을 육체의 어느 부위로부터 멀리하는 연구를 지도 한다든가, 또는 절(寺)로 간다든가 하는 것이었다고 볼 수 있을 것이다.

노자에서 「알면서 모른다고 하는 것은 상이다(知不知上)」. 이것저것 알고 있으면서 모르는 척 할 수 있는 사람은 달관한 사람이다. 성인이다. 그리고 그 다음은 「모르면서 아는 척하는 것은 병이다(不知知病)」. 모르는 주제에 아는 척하는 것은 병이며 공포의 마음이 설사가 되는 것을 모르는 사람이 성한 사람을 병자로 만들어 버린다.

그러니까 이상한 지령이 나오는 것이다. 「제군, 공습 시에는 배를 차게 하지 않도록 해요 허리띠로 단단히 매고 만일 설사라도 나면 그것은 대장균이나 적리균이나 무서운 전염병이므로 제출하지 않으면 안 된다.」고 하는 등 당치 않은 일이 된다.

그 경우 물만 마시면 낫기도 하고 오히려 그것이 평상시의 변비까지도 고쳐버리게 된다. 그러므로 노자는 계속하여 「그저 다만 병을 병으로 한다.(夫唯病病)」 설사를 병이라고 세인이 말하면 병으로도 좋다. 병을 병이라고 할 뿐이다. 다만 그것만이라고 하는 것이다.

설사를 하면 한 것뿐이고 다만 그것만으로 하는 것이다. 설사를 하면 인후가 마르며 설사를 하고 목이 마르지 않는 사람은 없다. 목이 마르면 물을 마셔야 할 것이며, 마르고 있는 데에 물을 마시지 않는 것은 자연에게는 반대를 하는 행위이다.

노자에 말하기를 「자연」에 철저한 성인은 목이 마르면 물을 마시라고 가르치지는 않는다. 당연한 것을 참말인양 말할 필요는 없는 것이다.

그러므로 다음에는 「이것으로써 병이 없다(是以不病)」이라고 하고 「성인은 병이 없다(成人不病)」라고 하여 「그 병을 병으로 함으로써 이것으로써 병이 없다.(以其病病 是以不病)」라고 이것으로 분명하게 될 것이다.

겨를 섞어 넣는 것은 결코 건강하게 하는 일은 아니다. 약한 체질의 사람만이 먹어야 할 것으로 그것도 결코 많이 먹을 필요는 없다. 원래가 소화되는 것도 아니며, 영양이 되는 것도 아니다. 영양으로 하여금 보다 잘 활동시키는 작용이 있는 동시에 창자를 조절하는 것이므로 나앗는데 계속 섭취할 필요는 없다. 만일 과도히 사용하면 창자가 막혀버려 도리어 장해를 일으키는 결과가 될 것이다.

창자를 가득 채우는 것으로는 한천이 있다. 한천식 요법을 아래에 소개한다. 복용하는 사람은 다량의 생수를 마셔야 한다. 만약에 그날 중에 물을 충분히 마시지 않으면 음식물의 혼합 상태가 잘 되지 않으므로 도리어 분변을 장내에 축적시킬 염려가 있다. 변통이 나쁜 사람이 광물질의 유류를 마시는 것은 어떤가하는 질문을 자주 받는데 이것은 더 광범위한 독자에게 흥미 있는 일이므로 다음으로 미루기로 한다.

한천식 요법

(1) 효능
한천식(寒天食) 요법은 숙변의 배체, 체질의 개조, 각종 질환의 회복 등에 효능을 지닌다.
(2) 방법
한 개의 우무(한천식, 시판의 4각 장방형짜리, 약 2돈쭝을 2홉정도의 물로 삶아서 1홉 5작내지 1홉 8작쯤의 용적의 덩어리가 되도록 만든다. 이속에 밀마그, 꿀 등을 넣는다. 그 비율을 표로 나타내면 다음과 같다. 단, 1일 먹는 양이다.

한천식의 배합

한천식	밀마그	꿀	식 일 수
1개	3g	27~30g	1일의 단식 대용
1개	3g	22g	3일의 단식 대용
1개	3g	15g	5~7일의 단식 대용

단식요법은 충분히 행하면 효과가 지대하지만, 원칙을 지키지 않으면 위험성이 수반되는 것이다. 그 내용으로서 창안된 것이 한천식이다.
1개년에 걸치는 점진적인 단식법(2일, 4일, 6일, 8일, 8일 또는 3일, 5일, 7일, 7일, 7일의 단식)의 대신으로도 다음과 같은 한천식법을 행한다.

단식 대용의 한천식법

한천식 일수	1일	2일	3일	4일	5일	6일	7일
평상식 일수	7일	7일	7일	14일	14일	21일	21일

그리고 일반 니시의학 실행자는 3주간에 1일 행하는 것이 좋다.

(3) 질병과 한천식일

위장장애가 있는 사람은 2주간에 하루의 목표로 행할 것. 간격은 되도록 정확히 하고 또 동맥경화, 고혈압인 사람은 1주 간격 즉 8일 째마다 1일 행하는데, 실행일을 정확히 해야 한다.

(4) 주의

1. 한천식은 너무 무르면 장관의 지탱이 안 되므로 필히 규정의 굳기로 할 것.

2. 실행 중에는 매일 1회 미온탕의 관장을 하는 것이 좋다.

3. 실행 중에는 온냉욕은 좋지만 온욕만 하는 것은 피하는 편이 좋다.

4. 실행일의 단위는 기상부터 취침까지로 하고 반일(半日)이든가 혹은 취침을 경계로 반일씩에 걸친다든가 하는 것은 불가하다.

5. 먹는 양은 평상시의 밥의 양 정도 1dfl에 한천 두 개 내지 세 개 정도의 목표이며 이보다 적으면 장관의 지탱이 안 된다.

6. 장관의 충전이 충분치 않을 때는 각탕법은 피하는 편이 좋다.

7. 한천식이 싫어져 본단식으로 바꿀 때는 보통의 단식과 같은 회복기를 필요로 한다.

8. 완전히 한천식을 계속한 후에는 역시 조심하는 뜻에서 단기간의 회복기(미음이나 죽을 먹는 기간)를 두는 것이 좋다.

9. 한천식에 의해 토기(吐氣)를 일으킨 경우는 꿀을 불에 쬐서 조금 먹으면 멎는다.

10. 한천이 식어 굳어지면 먹기 어렵게 되는 수가 있다. 이때는 굳어지기 직전(43。정도인 때)에 액상인 채로 삼켜도 무방하다. (한천은 체내에서 굳는다)

11. 한천식은 단식 대신으로 행하는 것이므로 물과 밀마그(수산화마그네슘) 이외의 식물을 취해서는 물론 안 되고 또 한천에 초나 간장을 치는 것도 안 된다.

12. 한천에 흑설탕을 넣으면 잘 굳어지지 않으므로 넣지 않는다.

13. 한천의 취기를 없애는 데는 좀 장시간 물에 불렸다가 만들 것. 또 만든 다음에 특수의 향료를 두, 세 방울 넣는 수도 있다.

8. 광유 사용 불가

약용 파라핀은 절대로 소화되지 않는 것으로, 하등 화학변화를 주지 않고 소화기관을 통과하지만 그것은 많은 해를 미치는 것은 아니다. 그것은 단순히 윤활제로서 작용하는 것이다. 분변은 굳게 말라 있는 때보다 더 쉽게 대장을 통과하는 것이다.

파라민은 윤활제로써 적용하는 외에 내가 알고 있는 범위로는 하등 다른 특성을 갖고 있지 않다.

광유(鑛油)는 어느 경우에는 유리한 것이지만 알아두어야 할 점은 너무 자주 이 종류의 무기성 윤활제를 사용하면 음식물로 하여금 그대로 배설하여 버리게 하는 것이다. 이것은 대단히 불리한 것이다.

실제로 신체의 각 근육에 그의 공평한 작업을 할당하여 주는 것이 각자의 임무이다. 만약에 사물이 우리들의 모든 면에 있어서 너무 쉬우면 우리들은 작업에 냉담하게 되고, 나아가 그것을 게을리 하게 된다.

이 태만하고 게으른 경향은 창자의 경우에 잘 맞아들어 간다. 자연은 다만 두 가지, 윤활제와 완하제를 제공하고 있다.

앞에 언급한 바와 같이 그것은 올리브유와 크림상의 마그네슘뿐이다. 올리브유는 가장 이 목적에 적합한 것이지만 하나의 결점은 너무 많이 사용하면 준하제의 작용을 일으켜 맹장염을 병발할 염려가 있다.

그 대신 올리브유는 따로 영양이 있는 식품이다. 따라서 일부는 흡수되는 것이다. 마그네슘도 특수한 제법에 의해 「밀크」상(狀) 「크림」상화 한 것, 암모니아로 용해하던가, 섭씨 600~700℃의 고열로 용액화하든가 한 것은 해가 있으면 있지 좋다고 할 수 없으므로 결코 사용할 바는 아니다.

그러나 기계적으로 가성 마그네슘을 유상화(乳狀化)한 것이라면 염증을 고쳐주는 동시에 일산화탄소까지도 제거하는 작용이 있는 것이며 이 두 가지보다 나은 것은 없다고 생각된다.

광유를 쓰는 것은 어쩌면 약간 고통일지도 모른다. 광유는 직장의 하부에 조그맣게 모여서 몸 밖으로 나가버릴 우려가 있다. 거기서 약제사는 이 경향을 방지하는 수단을 발견하였다. 그것은 광유를 유제화(乳劑化)하는 일이다.

오늘날 그것이 영미(英美)에서 일반적으로 쓰여 진다. 나 개인적으로는 파라핀유 같은 기름도 이것을 옳게 사용할 때에는 몹시 해롭지는 않다고 생각하는 것이다.

만일 식사가 주로 크게 부패하기 쉬운 물질로 되어 있을 경우 이것이 체외로 빨리 배설되면 될수록 안전한 셈이다.

자연 요법을 과학화한 니시식을 채용하여 뒷장에서 말하는 것 같은 식사를 섭취하게 되면 그 때에는 광유 따위는 자동차나 다른 기계에 쓰는 편이 좋다. 그러한 기계는 끊임없이 윤활하게 하지 않으면 안 되기 때문이다.

우리들이 육체가 요구하는 물질에 대해 우리 자신이 그것을 충족 할 수가 있는 것이다. 즉, 기름이 필요하면 우리 자신이 기름을 만드는 것이다.

우리들은 버터나 지방 같은 자연의 음식물에서 그것을 얻을 수 있다. 만일 기름기가 많은 약제를 먹고 싶으면 우리들은 기름기가 풍부한 식물을 마당의 한쪽에다도 심으면 되는 것이다.

알아두어야 할 점은 치료의 결과 난폭한 자극이 생기면, 필연적으로 변비 상태가 증대될 것이라고 하는 점이다. 모든 변비증에 빠진 남녀의 욕망은 모양이 좋은 분변의 통변이 있는 일이다. 그것이야말로 건강적인 만족의 원천이 된다. 그런데 그것은 단순히 약제사가 만든 환약이나 가루약 등으로 목적을 다할 수는 없다.

장내에 정화작용이 일어나는 것이니까 사람들은 흔히 약제로 소독하면 인체의 건강을 증진할 것이라고 생각한다. 그러나 이 사람들이 살균욕에 사로잡힌 사람들이다.

여기서 주의해야 할 것은 우리의 장내에 있는 수백만 수억의 세균들은 우리 편이라는 사실이다. 이들이 우리 편인 것을 그중 일부가 적이라고 해서 전부 죽여 버리려는 것은 마치 창자를 원망하여 코를 끊어내려는 것과 같은 어리석은 일이다.

창자 소독약의 설명이 붙은 것으로 많은 약제가 대중에게 제공되고 있다. 내 의견으로는 그런 것의 효능은 매우 의심스러운 것이다.

레오나르드 윌리엄스 박사는 「**참된 창자의 방부제는 창자 그 자신 속에 있어서 발견되는 것이다.**」라고 설파하였다. 나도 전적으로 같은 의견이다.

참된 창자의 방부제는 우리 자신의 창자라고 하는 실험실에서 제조되는 것이다. 그리고 각자가 목적으로 하는 바는 이 우리의 자연의 방어물을 강하게 단련하는 것이어야 한다.

창자에 붕어 운동을 시키지 않고 동물을 키우려고 하는 기도(企圖)가 예부터 자주 시험되어 왔다. 그러나 이런 기도는 언제나 실패로 돌아간 것이다. 인간과 같이 동물도 올바른 종류의 식사로 생활을 계속한다면, 장내에서 횡행하는 몇 억이라는 미생물도 하등 해를 줄 수는 없다.

그렇다면 어째서 우리는 인체 그 자체에 파괴 작용을 미치는 약물을 사용하여 이들의 미생물을 죽이려고 하는 것일까?

만약에 이들의 창자 소독약이 미생물을 절멸시키는 데에 성공한다면, 그 약은 필시 또 장내에 일어나는 자연 작용에도 간섭 할 것임에 틀림없다. 이에 반해 만일 그 약제가 세균을 죽이지 않는다면 그 약제는 또 아무 효과도 없고 자기의 본분을 다하지 못하는 것이 된다.

롤렌스 가로오드 박사는 『의학신문』난에 있어서 의자(醫者)에게 크게 추천되고 있는 4종류의 창자 방부제에 관하여 극히 조심스런 실험을 하였다.

로 박사는 성 바르돌로뮤의 병리학자로 자기의 발견을 발표하였는데, 그 글 중에 「어느 정평 있는 창자 방부제의 작용」이라는 제목의 글에서 언급하고 있다.

실험한 4종류의 조제약의 경우, 그것을 복용해도 분변 중에 살아 있는 모든 세균류에는 거의 효과가 없다는 것이 판명되었다. 이들의 약제를 입으로 먹은 후에 그 배설물을 검사한 것이었다.

정말로 실험실에서는 어떤 방부제는 그 효과가 증명 될 것이다. 단, 그렇다고 하는 것은 기구 중에서 받아 낸 분변에 직접 방부제를 쏟아 넣으면 효과가 있는 것이지만 그 같은 약제를 환자가 실제로 먹어서 위나 장속에서 변화를 받게 되자 효과는 벌써 없어져 버리는 것이다.

인체라는 것은 보통 약사가 갖고 있는 단순한 병이나 시험관과는 다른 것이다. 이 사실을 인식하지 않으므로 이들의 약사는 물론 정직하게 말하는 것이긴 하지만, 참으로 아무 근거가 없는 약품을 광고하는 셈이다.

가르오드 박사는 실험실의 기구 속에서 한 것이 아니고 살아있는 인체에 있어서의 창자 방부제에 관한 수많은 실험을 통하여 이 점을 지적한 것이다.

나는 본 문제에 관하여 더 나아가 말 할 수도 있다. 그렇지만 나는 약, 때로는 그 성분조차 모르는 것 같은 약제의 효과를 믿고 있는 회원들로 하여금 재고하게 할 정도로는 이미 말했다고 믿는다.

만일 본 문제에 대해 직언한다면 창자에 난폭한 작용을 일으키는 약제는 무엇이고 필연적으로 변비를 일으키게 되는 것이 틀림없다는 결론에 도달할 뿐이다. 그리고

더욱 장내의 세균을 죽이는 약제는 무엇이든 환자의 자신에게도 해를 가하는 것으로 생각해도 틀림없다.

바른 생활 방법에 의해서만, 창자는 건전하고 청결하게 유지될 수 있다.

본 강의의 처음에 나는 지레미아씨의 말을 인용하였다. 지금 여기서 우리는 이사야의 말을 인용하여 결말로 하는 것이 적당하리라고 생각한다. 그는 외쳤다.「내가 말하는 바를 충실히 들으라, 그리고 그대들은 좋은 것을 섭취하라」라고...

PART **5**.

숙변체류

−만성변비와 그 결과

| 제 6장 |

숙변체류 –만성변비와 그 결과

1. 생체는 일자(一者) [부인병, 피부 소양증]

마비 침체된 창자에서 발생하는 질병은, 그 피해가 시종일관 변함없이 뇌에 미치는 것처럼, 그 영향의 정도도 또한 각양각색이다. 그리고 장내의 독소가 있으면 그에 대하는 각 개인의 반응은 결코 같은 것은 아니다.

두 사람이 있으면 반드시 둘 다 반응을 달리한다. 물론 이 원인의 대부분은 의식주와 환경, 평소 행동의 성질 등에 의하는 것이다. 식사에 관하여 말하면 만일 썩은 생선이나 요리한 수육(獸肉)처럼, 아주 썩기 쉬운 식품을 계속 먹고 있으면 창자의 활동이 침체되고 그 결과 심한 질병에 걸리게 된다.

이에 반하여 **발효는 하지만 부패는 하지 않는 현미, 생야채류 등을 주식으로 한다면 그것들은 신체 속에 쭉 계속해서 오래 머물러 있어도 비교적 안 되는 것은 아니다.**

장내에 배설물이 정체되면 아무리 그것이 사소하여도 그에 대해 대단히 민감한 사람이 있다. 그래서 그들은 어떤 이유로 습관이 되어 있는 배변의 길이 방해되면 그들은 마치 절망의 심연에 던져진 것처럼 느끼는 것이다.

이에 반하여 수일간 화장실에 가지 않고 그리고 병이 되었다고 느끼지 않는 사람도 있다. 그들은 태연히 배설물을 체내에 담은 채 이리저리로 운반하고 있는 셈이다.

숙변 체류 즉 만성변비의 결과에 관해 진상을 말하면 이같이 되고 있는 변비상태는 대단히 많은 종류의 질병을 야기 시킨다는 사실이다. 그리고 그 질병은 옴(scabies) 부터 얼굴의 표정이 변한다고 하는 「아데노이드」에 이르기까지 여러 가지가 있다.

창자의 독소가 본래의 중심점에서 퍼지는 결과로서 치근이 침범되어 충치가 된다

든가 하는 것이다. 또 소화불량이 된 것을 탄식하는 사람이 많은데 원인이 숙변에 있다고 그 진상을 알고 보면 도리어 그들은 너무나 간단한 데에 놀랄 것이다.

이 점에 관해서는 뒤에 상세히 말할 것이다. 대변이 직장에 쌓이면 조화에 의하여 할당된 골반기관에 경련을 일으킨다. 그 결과는 특히 부인 사이에서는 여성 특유의 그 기관의 충혈이나 위치 변동으로 고생하게 되는 것이다. 이것은 부인병이라고 하여 전문의의 소관으로 되어 있다.

그러나 그 원인을 알고 보면 어쩐지 아무 것도 아닌 것이 된다. 이런 것이 최악의 상태로 된 환자도 그 원인은 숙변에 돌릴 수 있는 것이다. 그리고 국부적인 치료는 필요 없게 되고, 우선 변비의 근치를 중심으로 하지 않으면 안 되는 것이다.

습관적으로 침체되고 있는 창자는 신체의 각 조직에 영향을 미치는 허다한 질병을 발생시키는 토양으로 보아서 좋을 것이다. 그렇기 때문에 아무리 근대의학의 묘기를 발휘하였다고 해도 국부적 증상을 포착하는 것만으로도 미적지근하다.

질병을 절멸시키는 데는 그 질병이 영양을 받아 번식하는 근간을 끊지 않으면 안 된다. 그리고 많은 사람들이 섭취하고 있는 너무나도 부패하기 쉬운 식사, 사실은 부패하기 쉬운 음식을 부패하기 전에 먹는 것이 참된 영양 섭취로 되는 것이지만, 실제로는 이미 부패하고 있는 것을 모르기 때문에 먹는 수가 많은 것이다.

그러므로 의사가 우선 창자의 상태에 주의를 하는 것은 이상한 일은 아니며 이들 창자는 문명인의 사이에 있어서는 일반적으로 침체되고 있는 것이다.

오늘날에는 전문가를 요구하는 소리가 높다. 그리고 실로 이것은 대단히 바람직한 일이다. 우리들은 완전한 한 대의 자동차를 만드는 데에 대해 하나의 회사에만 책임을 지울 것을 기대 할 수 없다. 어떤 자는 좋은 톱니바퀴를 만들고, 다른 공장에서는 엔진을 만들고, 또 다른 제작소에서는 냉각장치를 만드는 식이다. 그와 같은 이치로 우리는 한사람의 의사가 인체의 각 부분에 통달하고 있는 것이라고 기대할 수는 없다.

우리들은 치과 의사에게 피부과 의사의 일을 요구해서는 안 된다. 우리는 부인과 의사에게 정신병 방면의 치료를 청하지 않는다. 신체 및 정신에 관한 모든 것에 통달한다고 하는 것은 지금의 의사 제도의 방법으로는 무리한 일이다.

오늘날에 우리는 이 복잡한 사회에서 전문이라는 것이 필요한 일이기는 하다. 그러나 그것은 현대의학의 지도방침이라고 할지 세인의 의사에 대한 사고방식이라고 할지, 그것이 잘못되어 있기 때문이다. 나는 니시식 건강법을 공표하고 19년째의 봄을 맞이했지만 나를 참으로 신봉하는 분들은 아마도 지금의 현대의학을 신뢰하는 사람은 한 사람도 없을 것이다.

또 질병에 걸리지 않으므로 그럴 필요도 없을 것이나, 만일 걸렸기 때문이라고 해도, 그것은 자연치유에의 증상이며 그에 대처하는 것을 여러 해 동안 지도하고 있기 때문에 조금도 당황하는 일 없이 완전히 치유되는 것을 상례로 하고 있다.

현대의학처럼 전문적으로 더구나 대중적인 방법은 너무 지나치게 흥미의 폭을 줄이는 흠이 있는 것은 아닐까 생각한다. 인간으로서 일시적, 임시적, 그 장소에서만 변통적, 응급적, 속임수적인 그런 의학이 무슨 권위가 있겠는가? 만성질환을 거의 고치지 못하고 있는 것은 바로 그렇게 하고 있기 때문이다.

우리들이 항상 기억하고 있지 않으면 안 되는 것은 인체라고 하는 것을 선박의 방수실(防水室)처럼 각 부분이 독립하고 있는 것은 아니고 실제는 전체로서 살아 있는 것이다.

조화된 전체로서 신체의 각 부분이 각각 그에 알맞은 분담된 일에 공헌하는 것이 필요불가결한 일이며 그것이 신체의 일반적인 경계로도 되는 것이다.

배가 중앙에 배치되어서 전반적으로 영향을 미치고 있는 것이다. 피부는 우리의 가장 중요한 정화기관의 하나이다. 그리고 간단히 **피부병으로 오진되는 질병을 근치하려고 시도하는 것은 도리어 체외로 나오려고 하는 독소9)를 다시 체내로 몰아넣는 것이 된다.**

비누나 기타의 화장품은 신체의 표면 즉, 피부를 쉽게 청결하게 하여 준다. 그리고 아마도 그 정화 작용을 더욱 기분 좋게 할 것이다. 그러므로 피부병이 근본적으로는 장내의 독소를 흡수하여 발생한 경우에는 -환언하면 이 피부병이 배설작용의 결함에 기인되고 있을 경우에는- **고운 용모를 얻으려고 하는 노력은 신체의 내부에 향하여 행해지지 않으면 안 된다.** 즉 건전하게 활동하는 창자와 청결한 혈액의 적당한 순환을 얻도록 노력해야 된다.

우리는 혈액을 정화하기 위해 먼저 충분한 산소를 얻지 않으면 안 된다. 산소는 신선한 공기에서 얻어지는 것이다. 집밖에 나가서 운동을 하면 폐는 활발하게 활동하므로 바깥운동이야말로 가장 중요하다. 더불어 식사문제도 또한 중요하다. 어떤 음식이 피부에 나쁜 영향을 미친다는 것은 잘 알려져 있다.

세상에는 딸기를 싫어하는 사람도 있고 감을 싫어하는 사람도 있다. 또 조개를 먹으면 바로 피부 전면에 발진하는 사람도 있다. 그 의학상의 명칭을 프류릿즈 큐테뉴스(Pruritus Cutaneus- 피부소양증)라는 질환이 있다. 그것은 체질이 좋아하지 않는 조개류나, 기타의 함수탄소가 풍부한 고구마 같은 식품을 많이 먹으면 바로 일어나

---

9) 註 ; 이것은 환자가 건강체이기 때문이다.

므로 이것을 알레르기(과민증)라고도 하나 이 질환은 식사가 잘못되어 있는 것이 원인으로, 배설작용이 늦어지고 있는 것이다.

그런데 이 무섭게 가려운 질병은 하나의 독립한 질병으로 간주되고 외과의(外科醫)에게 보이는 수가 많다. 하긴 피부과의가 고치지 못하니까 관성적인 것으로 되어 그렇게 되는 모양이다.

이 질병은 다혈질인 사람사이에 비교적 많다. 그것이 대단히 심하게 되면 환자는 정신이 미치는 수도 있다. **이 환자는 언제나 기름기가 있는 음식을 피하고 적어도 일시적으로는 알코올, 차, 커피 등과 같은 자극물을 피하지 않으면 안 된다.**

가벼운 식사를 하고 냉수와 온수와의 교호욕 즉, 전신의 냉온욕을 하는 것과 생야채식 만의 식사법은 가장 잘 듣지만 계절관계로 입수가 곤란하면, 현미식에 소량의 생야채로 고치는 외에, 다른 좋은 방법은 없다고 생각한다.

이때 단식 요법은 가장 좋은 방법인데 다시 많은 발진이 나온다는 것을 미리 각오하지 않으면 안 된다.

TIP ; 신체상에 여러 가지의 발작으로 많은 이상 신호가 나타났을 경우

두통이 난다든가, 머리가 흔들린다든가, 어지럽든가, 눈이 충혈하든가, 손가락이나 발가락이 저리든가, 쥐는 힘이 굳어져서 아침에 일어났을 때 손가락으로 무엇을 잡을 수 없다든가, 뒷골이 무엇으로 꾹 누르는 것 같다든가 하는 갖가지 잡다한 이변이 일어났을 때는, 바로 죽을 먹으며 전 소화기관의 상태, 특히 창자의 상태에 주의를 쏟는 일이 필요하다.

2. 순환 장해 초래 [고혈압, 치질, 동맥경화]

변비에서 생기는 가장 보통의 질환 중에는, 소화기관 하부의 정맥출혈이 있다. 이 것은 가장 귀찮은 병이다. 이것을 치(痔)라고 한다. 이것은 고통과 불쾌감을 일으키고 환자의 의기를 소침시키는 작용이 있고 환자는 놀라서 수술에 의해 속히 구제되기를 바란다.

그러나 치질은 내가 다음에 간단히 말하는 것 같은 보건적인 방법으로 치료하는 것이 좋다. 그리고 치질은 어떤 확정된 질병의 결과라고 보는 것이 좋다. 직장 하부의 혈관은 어느 정도 유통자재(流通自在) 한 것이다.

그리고 창자에 분변이 차면 신체를 순환하고 있는 혈액이 돌아오는 것을 방해한다. 그렇기 때문에 습관적 변비는 치질의 가장 보통의 원인인 것은 분명하다. 임신도 또 치질의 원인이 되나 출산 후는 대개가 낫는 것이 상례이다.

치질의 다른 원인 중에는 창자의 내용물을 배설 할 때 배에 힘을 준다고 하는 위험한 습관이 있다는 것을 말하지 않으면 안 될 것 같다. 장시간 서 있다든가, 걸터앉는다든가 하면 특히 그 사람이 항상 건강상 바람직하지 못한 체질이면 이 병을 유도한다.

간장도 이 질병의 원인이 되는 것을 잊어서는 안 된다. 그 이유는 항문이나 직장에서 오는 혈액은 간장으로 주로 되돌아간다. 그리고 만일 이 기관이 충혈 해 있든가 혹은 유기적인 질병이 되어 있든가 하면 혈액의 자유로운 순환이 방해 된다. 그리고 항문에 압박감이 있다. 이리하여 치질로 되는 것이다.

치질은 크게 나눠 두 종류로 외치와 내치이다. 전자는 피부로 덮여 있고 후자는 점막으로 덮여 있다. 외치라고 하는 것은 그다지 심한 것은 아니다. 또 출혈도 하지 않는다. 심하게 되면 염증도 생기고 치질은 부풀어 아프게 된다. 치질은 탈수(脫垂)되는 수가 있다. 그리하여 항문에서 빠져 나오면 다시 돌아가지 않게 된다.

병증이 아주 심하게 진행되어 버린 때 이외에는 치질은 자연요법에 의해 치료해도 성공하는 것이다. 그리고 이것은 환자 각자가 가져야 되는 확신이기도 하다. 그것은 어떻게 하는가 하면, 평면상에 둔부를 붙인 채 상반신을 40도쯤으로 하여 두 팔로 지탱하고 다음에 두 다리를 일직선으로 편 채로 30~35도 정도로 경사지게 하고 두 발을 고정시킨 채 T자형으로 두 다리를 번갈아 비트는 운동을 한다.

이것은 다리의 정맥에 기계적으로 신통 작용을 일으켜서 치정맥의 혈액순환을 촉진시키는 것이다. 더 진보한 자연 요법으로는 각반 요법이 있다.

이것은 증상이 요법인 것을 알고 있지 않으면 이 각반 요법 실행 중에 심장병 환자는 심장의 동계(動悸)를 빠르게 함으로써 심장병이 고쳐지는 것을 모르고, 악화되는 것으로 잘못 생각하는 것이다.

같은 방식의 현대의학 방침으로는 응용하기 어렵지만 이 방법으로 심장의 고동이 빨라지는 것은 도리어 낫는 쪽으로 작용하는 것이라는 것을 생각하기만 한다면 이 요법이 제일 효과적이다.

하제약은 되도록 피하지 않으면 안 된다. 그 이유는 그것을 쓴 결과는 반드시 해롭기 때문이다. 이 나의 의견이 회원들에게 편견으로 생각되어서는 안 된다.

그래서 나는 복부 전문으로 유명한 영국의 외과의사 J.B 록하르트 마마리 박사의 의견을 인용하려 한다. 그의 저서 「직장 및 장 질환」에서 어떤 약제는 도리어 치질을 일으키는 것이라고 말하고 이들 치질에 써서 안 되는 약제 중에서 가장 현저한 것의 하나는 감홍이라고 한다.

아무런 불편도 느끼지 않는 가벼운 내치에 걸려 있는 환자가 이 감홍을 한 번 복용하고 2, 3주간이나 몹시 고생하고 있는 등의 사례가 대단히 많다고 지적하고 있다.

감흥에 의해서 출혈까지 되는 수도 있다고 하였다.

록하르트 마마리아 박사는 덧붙이기를, 「변비는 확실히 내치의 가장 일반적인 원인이다. 변비가 직접적으로 그 원인이 아니라고 해도 간접적으로는 치질에 걸리기 쉽게 되는 경향을 갖고 있으며 그 실례는 대단히 많다. 변비만 되지 않는다면 가령 다른 것에 원인이 있어도 그것이 치질이 되기는 부족한 것이다.」

외치의 국부 요법에 관해 다음에 말한다. 「**외치는 냉수와 온수로 번갈아 씻어야 할 것이다. 그리고 마지막에는 냉수로 끝내야 한다.**」 어떻든 이 국부를 완전히 청결하게 유지하는 것이 중요하다.

그것은 탈지면을 쓰면 좋다. 『스이마그』에 올리브유를 섞은 것을 발라 두면 낫는 것으로 그것을 바르는 데는 탈지면을 쓰면 좋다. 출혈하는 내치에는 역시 『스이마그』와 올리브유를 같은 양 정도로 혼합한 것을 사용하면 좋다. 또한 주의해야 할 일은 신체의 이 국부에 부적당한 격동을 주는 일은 피해야 한다.

그러므로 만일 어떤 사람이 치질에 걸려 있다면 자전거를 탄다든가, 말이나 자동차를 탄다든가 하는 것은 제한해야 한다. 그리고 한편 국부를 차게 하지 않도록 주의해야 한다. 찬 곳에 오래 걸터앉는다든가 하는 것은 치질을 유도하는 것이라는 것을 사람들은 잘 알고 있는 바이다.

치질을 말하면 아무리 돌 위나 지면에 오래 걸터앉든가 해서 치질이 걸릴만한 신체가 되어서는 안 된다. 그것이 치질로 된다는 것은 근본적으로 몸을 고치라는 것이며 치질에 걸리는 것은 실은 치료가 시행되고 있는 것이다.

그러므로 그 자연의 치료가 되어가고 있는 데에 자전거를 탄다든가, 말이나 자동차를 타서는 자연 요법이 방해되므로 도리어 중태로 되는 것이다. 그런데 이상 여기에서 말한 방법, 즉 국부적 요법과 신체의 전면적 건강 요법의 두 가지는 치질의 초기에 응용된다면 질병을 조속히 근치시키게 될 것이다. 이렇게 하여 곤란한 불쾌의 한 원인이 제거되는 것이다.

또 창자의 활동이 둔하게 되면 그 공통적 결과로 혈압이 증가하여 오는 것이다. 그리고 많은 생명보험회사가 계약을 맺을 수 없어 장사가 안 된다고 불평을 말하게 되는 것이다. 그 이유는 의사는 고혈압을 중대시 하여 치료불가능으로 생각하고 있기 때문이다. 또 사실 지금의 생각으로는 그런 것이다.

혈압도 정신의 영향에 의하는 것이며, 혈압측정기가 보통 이상의 고압을 가리키는 것을 알고 있는 의사도 공포에 빠져버리는 것이다. 그리하여 정말로 더 항진하여 더욱 혈압을 위험한 쪽으로 이끌어 버리는 것이다.

이 정상이 아닌 혈액순환 상태는 그 자체가 독립된 질병은 아니고 혈액 순환이 유독화 되는 결과인 것이다. 이 고혈압은 동맥경화에 의하여 더욱 심하게 되는 것이다. 창자가 침체되는 결과로서 독소는 혈액 순환에 흡수되어 버린다.

이들의 독소가 과도하게 되면 모세혈관이나 소동맥, 소정맥의 체관부의 움직임을 막아버리는 결과로 되고, 그리고 이런 혈관을 통해 동맥에서 정맥으로 혈액이 이동하여 가는 것이다. 그렇기 때문에 피부의 기능을 둔하게 해버리면 모세혈관이 활동하지 않으므로 거꾸로 심장의 작용도 둔화되어 끝내는 『탱크』로서의 기능을 못하게 되는 것이다.

독물은 이들 혈관의 외측에 놓여지게 된다. 그러므로 혈관이 굳어져 버리는 것이다. 보통이면 혈관은 탄성이 있는 성질을 갖고 있고 자유로이 확대하고 수축하는 것인데, 그것이 점점 굳어져서 끝내는 고혈압이 되는 것이다.

이 고혈압은 또 동맥경화의 징후를 갖는 것이며, 지금 동맥이 받고 있는 고압에 대하여 그 동맥을 보호하기 위해 자연은 동맥벽을 굳게 하는 것이다. 이 상태가 점점 나빠지는데 따라서 혈액은 신체를 순환하는 것이 느리게 된다. 그리고 각 신체의 조직이 충혈하게 된다. 그 결과 두통이나 코피가 나오는 징후를 가져오는 것이다.

이 같은 징후의 원인을 고려할 때, 단순히 아스피린으로 두통을 고치려 시도한다든가 코피를 고치려고 하는 것은 무익한 것이다. 실제로 이 코피는 조화에 의해 꾸며진 안전판인 것이다.

코피를 멈추는 것은 두개골 아래쪽에 냉수찜질을 하여 근육을 이완시키는 것 같은 대단히 간단한 방법으로 된다. 그리고 코피를 낸 뒤의 식사는 2, 3회 죽으로 해야 할 것이다.

고혈압이라고 해도 바로 두려워하고 놀랄 필요는 없다. 본인의 일상생활, 신체의 동작, 정신의 활동, 식이의 기호 등에 의해 점점 혈압이 상승하게 된 것이며, 이것도 조화의 묘한 작용이다.

신체상에 여러 가지의 발작으로 많은 이상 신호가 나타난다. 두통이 난다든가, 머리가 흔들린다든가, 어지럽든가, 눈이 충혈하든가, 손가락이나 발가락이 저리든가, 쥐는 힘이 굳어져서 아침에 일어났을 때 손가락으로 무엇을 잡을 수 없다든가, 뒷골이 무엇으로 꾹 누르는 것 같다든가 하는 **갖가지 잡다한 이변이 일어났을 때는 바로 죽을 먹으며 전 소화기관의 상태, 특히 창자의 상태에 주의를 쏟는 일이 필요하다.**

관장 등에 의해 자연 요법을 돕는 일도 필요할지 모른다. 단, 약제는 어떠한 것이든 금해야 할 것이다. 단식 요법도 좋은 편이지만, 생야채를 짓이겨 먹으면서 자연 요법을 끊임없이 적용하면 혈압도 점점 내려가는 것이며 따라서 졸중(卒中)이든다 중풍에서 벗어 날 수 있는 것이다.

원래 혈압이라는 것은 최대혈압과 최소혈압이 있는데, 보통으로 측정되는 것은 최대혈압을 말하는데, 실은 최대혈압만을 재어 보고 이를 바로 위험하다느니 하는 것은 잘못이다.

예를 들어 지금 혈압이 120이므로 위험하다고 할 수 없는 것이다. 가령 180밀리라도 최소 혈압이 114밀리 이하이면 절대로 안전한 것이다. 그런데 120밀리이니까 안전하다고 했는데 뇌일혈로 쓰러진 예가 있다. 이것은 최저혈압이 아마도 90이든가 95, 혹은 100밀리였음에 틀림없다.

요는 **최대혈압과 최소혈압의 비가 1 ; 7/11이라는 비례를 이루고 있으면 그 사람의 연령에 알맞는 통례의 혈압수 이상이 되어도 결코 뇌일혈을 일으키거나 하는 일은 없다.**

각 개인의 바른 혈압은 90이라는 수에 그의 나이를 더한 수와 같다고 전문가에 의해 논술되고 있는데, 이 생각은 결코 바르다고 할 수 없다. 다만 그것은 단지 최대혈압만 보는 것이며 최소혈압을 무시한 것으로 도리어 위험한 것이다.

만일 사람이 건강 상태에 있고 그 동맥도 경화되지 않고, 그 심장도 건전하다고 하면 이런 점에서 뒤지고 있는 다른 같은 연배의 사람과 비교해 보면 그 혈압은 낮은 것이다. 혈압이 나이와 같이 진행할 경우 그 사람의 체내에도 노폐물이 쌓여 건강치 못한 변화가 생겨 간다는 것은 사실로서 받아들여 질 것이다.

그러므로 사람이 「어떤 점에서 자기 자신이 대자연의 법칙을 깨고 있는 것인가」 그것을 찾아내는 일이 의사인 자의 의무인데 실제 지금의 지식으로는 모르는 것이다. 그래서 고혈압의 원인이 무엇인가를 발견하지 않으면 안 되게 되었다.

약제를 사용하면 그 압력계의 숫자를 내릴 수가 있는 것이다. 다만 그런 방법을 해 보아도 그 환자의 건강이 거기에 따라 좋게 될 리는 없다. 우리가 기억해 두어야 할 일은 동맥벽이 두껍게 되는 것은 혈액이 독소를 품기 때문이다.

그것은 또 식사가 잘못되어 있든가, 창자나 신장이나, 피부를 통해서의 배설 작용이 불완전한 데서 핏속에 독소가 함유되는 것이다. 그러므로 **혈압을 정상 상태로 끌어내리는 데는 우선 창자가 적절히 활동하도록 되는 것이 필요불가결한 일이다. 또한 동시에 엄밀한 주의가 식사에 주어져야 한다.**

고혈압의 거의 모든 경우를 당하여 내가 변경하는 것은 **그들 환자는 전분이나 단백질을 지나치게 먹는 생활을 하고 있다**는 일이다. 전분과 설탕, 고구마, 연어든가, 송어, 청어, 통조림으로는 육류의 것이나 또는 완두콩 등이 그것이다.

그리고 참으로 좋은 식사법을 지킨다면 대개의 경우 결과는 좋아진다. **실제로 혈압이 대단히 높고, 예를 들어 190이든가 200까지도 되는 경우는 일정 기간 단식을 하든가, 죽을 먹든가, 생야채 짓이긴 것을 먹으면 혈압은 조절이 되어 안전한 곳까지 오르내리게 된다. 따라서 혈압은 좋은 비례를 유지하게 된다.**

단, 단식을 할 때는 하루나 이틀간 단식하였다고 해서 무슨 위험은 없을 것이다. 그러나 이 단식 요법을 할 때는 내가 쓴 단식 요법의 주의사항을 읽고 실행해야 할 것이다. 단식을 하면 때로는 피부 전면에 발진이 난다든가, 구토가 나서 몹시 고생하는 경우도 있다. 그러나 결코 걱정할 것은 아니지만, 주위나 가족을 놀라게 하는 경우가 있으므로 사전에 잘 알고 하는 것이 좋다.

창자에서 생기는 심한 자가 중독의 결과로 동맥과 심장이 심하게 해를 받는 일이 있다. 더욱 뇌 속의 동맥의 하나가 파열하든가, 또는 혈액의 응결물에 의하여 막히든가 하는 경우도 있을 수 있다.

그리하여 심한 것은 졸중(卒中)을 일으키고 가벼운 중풍을 일으키든가 한다. 고혈압으로 고생하는 사람들의 얼마나 많은 사람이 그릇된 방법으로 생활을 계속하고 장의 건강과 식사의 성질에도 얼마나 주의하지 않는가를 관찰하면 실로 놀랄만한 것이 있다.

3. 소화기관 장해 (소화불량, 암, 간장염, 황달, 담석증)

소화불량의 질병은 그릇된 식사법, 예를 들면 불충분하고 불합리한 음식 등에 의해 일어나는 것이지만, 대개의 경우 소화불량은 직접 숙변, 즉 만성 장마비(=변의 장벽 내의 퇴적)에 원인하는 것이다. 그것이 진실이라는 것은 다음의 사실을 보면 증명된다.

환자가 무엇인가 실제로 위(胃)에 질병을 갖고 있다고 상상하고 있을 때에, 그의 창자의 활동만 정상 상태로 회복되면 그 소화불량 즉 소위 위병(胃病)은 근치하여 버리는 것이다.

실제로 대단히 많은 위장약은 통변의 효능을 겨는 것이다. **창자의 운동을 촉진하면 곧 자연히 위의 활동도 손쉽게 되는 것**이다. 실로 많은 사람들이 위가 약한 것을 호소하고 있다.

그들은 위의 내용물에 산이 많은 것을 잘 자각하고 있다. 그러나 이 사람들이 받고 있는 치료로 판단해 보면 그들의 질병의 정말 원인이 창자에 있다는 것을 깨닫지 못하고 있는 것이다.

인체의 각 부분은 조화하여 활동해야 한다. 그리고 일부분이 고장이 나면 반드시 다른 기관이나 조직도 영향을 받는 것임에 틀림이 없는 것이다. 만일 사람이 변비 환자가 된다면, 뇌(그것은 장신경을 통해 충혈이 통지되는 것이다.)는 위에 명령을 내려 장내에 새 물질을 넣을 여지가 생길 때까지는 음식물을 보내서는 안 된다고 보도(報道)한다.

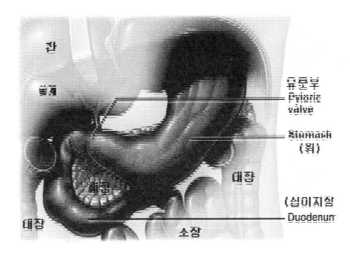

[위유문부와 십이지장의 위치]

여러분은 위로부터의 음식물은 유문을 지나서 십이지장에 이르고 십이지장은 또 소장의 최초의 부분이라는 점을 잘 알고 있을 것이라 생각한다.

위속에 음식물이 내려가지 않고 정체되어 있으면 그것은 시큼하게 되어 부패하기 시작 한다. 그러므로 환자는 감기 기운이나 위산과다, 가슴앓이, 심계항진, 두통 등을 호소하기에 이른다. 실지로 소화불량에서 나타나는 증상의 수는 무한하다. 이들의 증상을 마치 질병이나 되는 것처럼 다루는 것은 분명히 어리석은 일이다.

기억하지 않으면 안 되는 또 하나의 요점은 장내의 부패균은 위로 올라가서 결국은 이 중요한 기관을 오수통(汚水桶)으로 변하게 한다는 것이다.

창자의 아래부위의 침체 상태가 얼마나 소화를 안 되게 하는 것인가를 알게 될 때에 다만 위에 대해서만 의학적으로 최선을 다한다고 해서 별로 얻어지는 것은 아니라는 것을 알 수 있을 것이다.

필요한 일은 변비를 고치는 진지한 노력이다. 그러는 데는 너무 많이 식사를 먹지 않도록 하지 않으면 안 된다. 위의 내용을 지나치게 팽창시키지 않도록 해야 하며 식후에는 쉬어야 한다. 소화 작용을 방해하는 것 같은 흥분 상태나 격동 상태를 피해야 한다.

위의 섬세한 안쪽 면을 해하는 종류의 음식이나 약제는 피하지 않으면 안 된다. 이상에서 말한 이들의 주의는 꼭 지키길 바라는 것이며 그것들을 준수하기만 하면 소화도 개선 될 것이다.

그러나 소화 작용이 늦어지는 참된 원인은 변비이므로 우리들이 숙련하도록 해야 할 일은 실로 다름이 아닌 변비 상태의 정복이다.

어떤 의사는 볼소화는 궤양에 의하여 생기는 것이라고 한다. 과연 궤양은 고민의 씨이다. 실제는 전 소화기관이 침체되면 궤양이 된다. 그러나 이들 **궤양이 발생하는 것은 위속에 오물이 있기 때문**이다. 어떤 경우에는 궤양은 대단한 악성으로 되어버린다. 뢴트겐(=X-ray)에 의하면 많은 위궤양이 암으로 되는 것이다.

사람들이 합리적인 식사를 하고 배설의 때를 그르치지 않는다면 창자나 위만이 아니라, 폐나 간장, 기타의 신체 각 부위의 암도 더 적어질 것이다. 암은 실은 국부적인 질병이 아니라는 것을 기억해야 할 것이다.

암은 혈액의 속에서 발생한다고 해도 무방하다. 이 질병은 심장이나 근육과 같은 활동적인 기관 중에는 비교적 발견되는 일이 적다. 그리고 간단하게 식사를 하고 있는 소위 조식가(粗食家)보다는 과식하는 사람이 이 무서운 병에 걸리기 쉬운 것이다.

암은 체내의 격동이나 불결에서 발생하는 것이라는 것은 모든 경우에 증명되고 있는 사실이다. 그렇기 때문에 사람은 모두 되도록 청결하게 신체를 갖도록 연구하지 않으면 안 된다. 그리고 **청결을 유지해야 하는 가장 중요한 부분은 내장에 관한 부분**이다. 이 목적 때문에 사람들은 모두 인체의 배설 기관의 완전한 활동을 위하여 필요한 수단을 취해야 한다.

신장은 또 인체의 자동청소기의 역할을 하므로 이것도 독소가 지나치면 그 결과 염증

을 일으키는 것이다. 의학계의 태두 프랭크 키드 박사는 「**신장병의 대부분은 침체된 장**
내에 있어서 발생되는 미생물에 의해 일어나는 것이다」라는 결론에 도달하고 있다.

신장은 실로 400만의 여과기를 갖고 있는 것이라고 생각 될 때 오물과 같은 너무
무거운 것이 오면 얼마나 쉽게 이들의 섬세한 기관이 교란 될 것인가는 상상하기 어
렵지 않다.

건강한 때에 있어서는 이들의 기관(신장)은 요소나 염류 등을 포함하는 배설물을 흡
수하는 것이다. 그리고 이들 배설물은 신장에서 수뇨관을 내려가서 방광에 이르는
것이다. 그리고 그리로 부터 그 사람의 생활에 순응한 시간적인 간격을 두고 배설되
는 것이다.

신장의 작은 모세관과 여과기는 다만 인체의 독소에 의하여 방해될 뿐 아니라 약제
의 독작용에 의해서도 지장을 가져 오는 것이다. 그 결과 혈관은 팽창하고 계속 일
어나는 초조감은 드디어는 신장에 고통을 느끼게끔 되는 것이다.

또 너무나도 자주 소변을 보고 싶은 충동을 받을 것이다. 그리고 그 때 몸 밖으로
배설되는 오줌은 너무나도 진한 것이며 또 너무 색이 짙은 것이다. 이 증상은 신장
내 혈액이 충혈된 것을 가리키는 것이다. 그리고 그것은 신장충혈(리이널 하이버리
이미어)라고 불리고 있다.

이 기간에 올바르게 치료하려면 우선 창자가 바르게 활동하도록 하는 것을 목적으
로 해야 한다. 한편 그와 동시에 환자는 충혈을 가볍게 하기 위해 단식을 하지 않으
면 안 된다. 더욱 부언하는 바는 **산을 함유하는 과일즙을 물에 묽게 타서 마시면 신장**
이나 창자를 통해 유독한 잔재물을 중화하고 소멸하는 데에 크게 유효한 것이다.

또 이것을 **치료하는 데에 유효한 방법은 환부의 피부에 냉수찜질이든가 겨자찜질을 하는**
일이다. 이것을 적당히 할 때 그 찜질은 혈액을 피부의 표면으로 끌어당기는 것이
다. 그런즉 직접 피부를 통하여 독소를 없앨 수 있는 것이다. 또 그렇게 하면 신장

의 부담을 가볍게 한다. 만일 신장의 염증 상태가 약제 사용에 의해 억압된다든가, 그 환자의 변비가 그대로라든가, 그 위에 이들 중요기관을 자극하는 따위의 음식을 먹고 있다면, 그 증상은 점점 심하게 되고 만성화하게 되는 것이다.

또 신장 자체도 나쁜 영향으로 변화를 받게 될 것이다. 그 결과 환자는 수종, 빈혈, 고혈압 및 그 외의 신장병의 징후를 나타내게 될 것이다. 이것이 이렇게 만성 상태로 변하기만 하면, 대단히 끈질긴 것으로 되어 버린다. 그러므로 신장병의 초기에 환자는 창자 활동의 중요성을 깨달아 그 필요를 인정하고 신장의 구조에 휴양의 기회를 주도록 하는 것이 좋은 것이다.

이 강의의 모두에 **간장병은 변비가 5할의 원인으로 되어 있다**고 말한 바 있다. 그리고 지금은 간장 그 자신이 위의 상태에 대단히 민감하다는 것을 지적하는 것이다.

헌프리 데뷔 로올레스톤경은 간장에 관하는 그의 저서에서 지적하고 있는데 「**이 기관이 충혈되는 가장 일반적인 원인은 혈액을 통하여 여기에 모여드는 오물(汚物)에 있는 것이다.**」라는 점이다. 여기에 모여드는 독소는 대개가 창자에서 흡수되는 것이며 수혈관에 의하여 여기에 도달하는 것이다.

사람이 변비일 때 이들의 독소는 증가 한다. 그리고 특히 기후가 따뜻한 지방 등에 있어서는 알코올분을 섭취하면 가장 심한 간장출혈을 일으키는 원인이 된다. 이 기관(간장)은 인체에 있어 가장 큰 샘(線)이며 약 2kg 남짓한 무게가 있다.

또 여기에는 한 조(組)로 되는 극히 작은 관이 있어 그것은 수혈관으로부터 담즙을 갈라내고 있는 것이다. 이 분비물은 담낭의 속으로 배출되는 것이다. 그리고 거기에서 소장으로 이동하는 것이다.

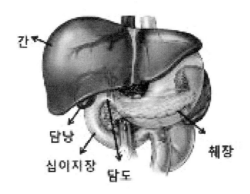

[간과 담낭 및 담도]

옛적에는 간장은 마음의 소재처로 여겨지고 있었다. 그러나 후세가 되어서 뇌야말로 사상의 기관이라고 발견되었으므로 간장은 철학자들에게 있어서는 인체경제에 있어서 그다지 중요하지 않은 지위를 차지하기에 이르렀다.

그런데 간장은 모든 인체의 비정상적인 상태에 대하여 무섭게 민감하며, 우리들의 유열(愉悅)은 대단히 광범위하게 이 샘(線)의 건강한 활동에 의존하고 있다.

간장은 독소 파괴에 대단히 중요한 역할을 한다. 그렇지만 간장은 지나치게 과로할 때가 있다. 특히 현대인은 정제된 당분이나 전분류를 너무 많이 먹음으로써 간장은 병에 걸리게 되는 것이다.

확실히 그 기능은 장해를 가져오고 대단히 불쾌한 기분을 갖지 않으면 안 된다. 변비와 그 결과로 일어나는 자가 중독은 간장병의 원인이다. 그래서 투약에 의해 창자의 활동을 자극했다고 해서 별로 효과가 있는 것은 아니다. 도리어 약제를 쓰면 결국은 창자의 침체를 증가하기에 이를 것이다.

인체의 자가 중독을 예방코자 하는 데는 평상시의 생활습관이 우선 조절되어야 한다. 이와 같이 하여 간장에 일어난 염증 같은 간단한 것도, 또는 만성적인 것도 막아 낼 수 있는 것이다. 그렇지 않으면 이 간장의 염증으로부터 여러 가지 질병이 일어나는 것이다.

이 기관이 팽창되고 그 결과 간장 일대가 약하게 되는 것인데, 이것과는 별도로 간장병의 다른 징후가 있다. 예를 들면 눈의 흰자위가 누런색을 띠게 되면 그것은 간장이 침해된 증거이다. 담즙으로 인체 조직이 충만 되면 그것은 황달이다.

황달이 되면 피부의 색은 황록색이 된다. 한편 간장병의 필연적인 결과로서 환자는 초조한 기분으로 되는 것이다. 그것은 너무나 잘 알려져 있으므로 여기서는 말한 필요가 없을 것이다. 일반적으로 흔히 말하는 우울증(멜랑콜리)이라는 말은 그리스어에서 온 것으로 「검은」, 「담즙」이라는 두 말을 의미 한다. 옛적 사람에게 있어서 담즙질인 사람은 우울한 인간으로 보였던 모양이다.

성미가 까다로운 사람을 흔히 보게 되는데 그것은 체질적으로는 그 사람의 담즙이 비정상인 데서 온 것이다. 그러나 더 보통의 평범한 원인은 과식이다. 과식이라고 하면 어쩐지 인격을 무시한 것처럼 들리는데 **실은 대다수의 사람들이 과식의 결과 모두 병의 먼 원인(遠因)을 만들고 있는 것이다.**

그러므로 나는 이렇게 말하는 것이다. 「당신의 지금의 소화 기관으로는 음식물이 처리 될 수 없으므로 좀 줄여야 합니다.」, 「당신은 과식입니다. 줄이십시오!」 어느 쪽이 여운이 좋은가. 물론 앞의 것을 사용한다.

간장의 장해는 피로할 때에 보통식을 먹는다든가, 수면부족일 때에 평상식을 먹든가 공복일 때에 많이 먹는다든가 하면 바로 간장에 영향이 간다. 간장은 샘(線)으로 작용하는 이외에 일종의 창고의 임부를 다하고 있다. 전분이나 당분은 장차 사용하기 위해서 이곳에 저장되는 것이다.

충혈의 결과로서 담즙질에 있어서는 화를 잘 내게 되는 것이다. 모든 간장 질환은 장내 내용물의 잔재물이 숙변으로 쌓이는 그 독소인지, 과식인지, 그 어느 것으로부터 발생하는 것이다. 이것을 고치는 데는 창자의 운동을 규칙 바르게 하지 않으면 안 된다.

또 식사도 유의하지 않으면 안 된다. 이와 같이 해야만 그 치료는 가능하다. 또 중태인 경우 혹은 그것을 속히 고치는 데는 단식이 필요불가결한 것이다. 단식을 하는 데는 단식을 한 일이 있는 경험가 또는 지도자로부터 배우는 편이 좋다.

단식은 언제든지 간단히 할 수 있는 데 **단식을 중지하고 나서 식사를 시작할 때의 주의가 중요**한 것이다. 처음에는 미음을 조금 먹고 반죽, 죽으로 나아가서 보통식을 하도록 하는데 단식보다도 편하게 할 수 있는 것은 **생야채를 종류가 다른 것으로 가짓수 많게 그것도 이를 짓이겨서 먹는다. 하루의 양으로서 400g 정도면 충분하다.**

담석은 일부분은 침체되어 있는 창자에서 발생하는 독소에 의해 생기는 것인데 이것은 참으로 고통스런 질병이다. 어떤 환자에게 있어서는 겨우 둥그런 돌 하나 밖에 발견되지 않는 수가 있다. 그 돌은 직경이 겨우 약 2, 3mm쯤 된다. 그런데 한편 다른 환자에게서는 50개, 60개 개중에는 100개 또는 그 이상의 작고 평평한 것이거나 십자형에 가까운 모습의 돌이 발견되는 일이 있다.

이들의 돌은 담낭의 속에 싸여 담즙의 순환을 방해하는 것이다. 담석은 어느 정도까지 창자의 독소를 흡수하므로 발생하는 것이다. 박테리아가 존재하는 결과로서 담낭에 콜레스테롤이라는 물질이 꾀인다. 이것이 병균으로 되는 것이다.

인체에 있어서 불행하게도 이 담석증에 걸리면 가장 심한 고통을 받게 되는 것이다. 그리고 부인들은 담석증의 고통은 출산의 고통 이상이라고 흔히 공언하는 것이다.

만일 이 돌이 장내로 밀려 나가든가 또는 그것이 팽창한 담낭 속에 떨어지면 그 고통은 바로 거짓말처럼 사라져버린다.

대개의 경우 담석증은 수술하지 않고도 고쳐질 수 있는 것이다. 실제로 담낭을 떼어버리는 일이나, 그 외에 외과적 수술은 결코 경솔하게 시도할 곳은 아니다.

우선 첫째로 자연 요법을 시도해야 할 일이다.

자연 요법은 빠를수록 좋다. 간장출혈의 최초의 징후는 이것을 경시해서는 안 된다. 그 이유는 만일 그 징후를 무시한다면 담석증은 궤양이나 황달이 되는지도 모르기 때문이다. 간장의 충혈은 수혈관으로부터 반출되어 나가는 독소에 의해 크게 완화되는 것이다.

TIP ; 암은 국부적인 질병이 아니다

사람들이 합리적인 식사를 하고 배설의 때를 그르치지 않는다면 창자나 위만이 아니라, 폐나 간장, 기타의 신체 각 부위의 암도 더 적어질 것이다. 암은 실은 국부적인 질병이 아니라는 것을 기억해야 할 것이다.

암은 혈액의 속에서 발생한다고 해도 무방하다. 이 질병은 심장이나 근육과 같은 활동적인 기관 중에는 비교적 발견되는 일이 적다. 그리고 간단하게 식사를 하고 있는 소위 조식가(粗食家)보다는 과식하는 사람이 이 무서운 병에 걸리기 쉬운 것이다.

암은 체내의 격동이나 불결에서 발생하는 것이라는 것은 모든 경우에 증명되고 있는 사실이다. 그렇기 때문에 사람은 모두 되도록 청결하게 신체를 갖도록 연구하지 않으면 안 된다. 그리고 청결을 유지해야 하는 가장 중요한 부분은 내장에 관한 부분이다.

이 목적 때문에 사람들은 모두 인체의 배설 기관의 완전한 활동을 위하여 필요한 수단을 취해야 한다.

4. 호흡기 장해 [천식, 기관지염, 결핵]

간장 이외의 위대한 소각기관은 폐장 및 그의 부조 기관이다. 이것들도 또 창자의 상태에 영향되는 것이다. 천식에 걸려 있는 사람은 잘 알 수 있을 것이다.

즉 변비가 되든가 숙변이 붙어 있든가, 과식하든가, 전분류를 많이 먹든가, 온천이나, 너무 더운 옷이나, 침구에 푹 싸이면 금방 천식의 발작이 일어나는 것이다.

기관지염에 걸려 있는 사람은 얼마쯤 청정한 대기 중에 살면 좋다. 천식 환자에게는 생야채 여러 종류를 짓이겨서 상식하고 풍욕과 냉온욕을 권장한다.

그러나 시골이나 전원생활이 가능한 사람은 좋겠지만 도시인으로는 곤란한 사람도 있으리라 생각되는데 풍욕 즉, 대기요법이라면 어디서라도 할 수 있을 것이다.

천식 중에는 또 창자의 상태를 건전하게 하고 그와 함께 유의하여 조절한 식사를 계속하면 그 결과로 병의 상태가 대단히 가벼워지는 것이 있다.

천식에 관한 보통의 많은 의서 중에는 위장과 천식과의 관계는 충분히 설명되어 있지 않다. 영양과 배설의 문제는 대단히 중요한 문제이다.

의사 중에는 병원(病源)을 알 수 없기 때문에 그것을 찾아 돌아다니는 사람이 있다. 그러나 그런 일을 그만두고 인체에서 배설물을 없애는 일에 더 노력하면 좋겠다.

그렇게 하면 환자들은 그들이 고생하고 있는 천식이 훨씬 가볍게 되는 것을 알게 될 것이다. 그리고 **장내의 장해물이나 자극물을 완전히 없애버리면 기관지염도 소멸하게 될 것이다.**

후두염이나 인후 카타르는 대체로 기관지염 등에 비슷한 질병이다. 다만 이들 질환의 유일한 다른 점은 해부해 보고서야 비로소 알 수 있을 정도이다.

참된 병원(病源)은「카타르」이다. 「카타르」는 주로 과식이나 소화불량이다. 창자가 활동하지 않기 때문에 혈액이 독소를 가지게 되므로 발생하는 것이다. 아무튼 이들 **흉부의 질병을 합리적으로 치료하고자 원한다면 우선 폐장의 부담을 가볍게 하는 데는 우선 창자를 건강 상태로 유지하는 일이다. 우리들은 또 적당한 운동에 의하여 흉부나 폐장을 넓이도록 노력하고 싶은 것이다.**

문밖에 나가서 호흡하는 것은 대단히 중요하다. 또 잊어서는 안 되는 것은 피부도 또 소각기관이라는 점이다. 만일 우리들이 태양이나 신선한 공기나 냉온욕이나 해수욕 등으로 피부를 건강하게 유지한다면 기관이나 그 외의 장소에 충혈 되는 것을 구할 수 있을 것이다.

영국의 어버스닛드 렝경은 결핵은 주로 장마비 즉, 숙변퇴적증에 기인하는 것이라고 말하였다. 하베 켈로그 박사는「**결핵 때문에 신체가 약해지는 것은 신체의 저항력이 저하되기 때문이다. 그리고 이 중대한 신체의 저항력은 만성의 창자의 독소에 의하여 저하되는 것이다.**」라고 주장한다.

결핵균은 도처에 있다. 그러나 그 바실루스(간상균)에 의해 누구나 질병에 침범되는 것은 아니다. 이들의 균은 이 공중에 몇 백만이고 수없이 충만하여 왔고 또 음식물에도 섞여 있다.

그러나 만약 인체가 건전하다면 이들의 세균은 인체를 해하지 않는 것이다. 그러나 만일 영양상에 불합리한 점이 있다든가 가령 합리적으로 배합되어 있어도 그 잔재물의 배설작용이 잘 되고 있지 않다든가 하면 인체의 저항력에는 바로 결함이 생기고 쇠퇴해 진다.

그리고 결국 인체는 침입해오는 결핵 바실루스 균을 격퇴하는 일이 전혀 불가능하게 된다. 그렇게 되면 균이 배설하는 독소를 인체 외에 배출하는 데에 소변만으로는 부족하므로 자연히 피부로부터 급속히 배출할 필요가 있다.

그러는 데에는 온중추신경(溫中樞神經)을 동원하여 체온을 상승시킨다. 바실루스가 심하면 심할수록 발열의 정도가 높아지는 셈이다. 그래서 발한의 병세를 쇠퇴시키는 것이라고 알게 된즉 발한제가 생각된다.

한방에서는 발한제로서는 자랑의 계지탕이든가 방풍, 독활, 형개 등을 먹인다. 서양의방(西洋醫方)도 같이 갖가지 발한제를 먹이는데 결국 잘 듣지 않게 된 즉, 이번에는 해열제를 먹여서 어떻게 해서든지 열을 내리려고 고심한다.

환자도 열에만 신경을 쓴다. 한번 내렸다고 아아 기쁘다고 생각할 만하면 또 올랐다고 탄식한다. 일희일우로 날을 보낸다. 신불(神佛)의 가호 외에는 의지할 곳이 없게 된다. 그렇다고 신앙을 찾아도 바람직하지 않다.

드디어 절망이 되어 나한데 상담하러 온다. 나는 곤란하다. 원래 나는 보건을 창도(唱導)하는 것이며 환자는 일체 사절하고 있다. 단, 의사가 입회한다면 상담에 응합시다하고 결국 청을 받아드리게 되는 셈이다.

5. 구강 장해 [치아, 이비인후]

폐결핵 환자는 집밖에서 지내야 할 것이다. 이것은 결핵 요양에 즈음하여 가장 중요한 일이다. 다음에 바른 식사법에 의하여 창자의 건전한 상태를 유지함으로써 항상 인체를 청결하게 하는 것도 또 필요불가결한 일이다.

그릇된 보건요법은 누누이 폐결핵을 일으킬 것이다. 우리가 유의하지 않으면 안 되는 것은 위생 상태가 나쁘다고 하여 그것이 체외만의 문제가 아니라 동시에 체내의 문제이기도 하다는 것이다.

인간의 환경이 아무리 청결하고 건전하게 유지된다고 해도 그것만으로 질병을 격퇴할 수는 없다. **인간의 내장도 인간의 외부 환경 못지않게 중요한 것이라는 것**을 우리들은 인정하지 않으면 안 될 것이다.

영양 기관에 장해를 일으키면 인체가 약해진다. 인체가 약해지면 결핵균도 따라서 체내에 침입하게 되는 셈이다. 이같이 영양기관에 이상이 생기면 신체 세포에 변화를 일으키게 된다.

그런데, 변화된 세포 조직은 박테리아로 화(化)하는 것이다. 그러므로 세균은 외부에서 그 병균이 들어와서 질병을 일으킨다기보다 오히려 인체 자신의 산물이라고도 볼 수 있다. 이 증거는 실로 아주 많다. 그러므로 **배설 작용의 정체와 폐결핵과는 관계가 있는 것이다.**

장내에 이미 쓸모없는 찌꺼기인 분변이 정체하면 사지(四肢)의 관련 뇌신경 계통이 마비에 빠진다. 그리고 손이나 발이 차게 된다. 발의 냉증은 발에 장해를 일으킨다. 발의 병에는 알벨트씨병, 몰튼씨병, 소오렐씨병, 켈라씨병, 오스굿드씨병 하는 식으로 이외에도 30여종이 넘는 모모씨라고 하는 병들이 있다.

이들의 발에 관한 사람의 이름이 붙는 병은 얼마가 있든지 간에 완전히 고치는 것은 니시의학을 두고 그밖에 다른 의학이 있는지는 의문이다. 발의 장해가 전체의 자세에 미쳐서 편도선염, 인후염, 이비의 장해, 신장병, 간장병, 심장병, 빈혈증으로 되는 것이다. 손의 냉증은 재차 인후염, 이비질환으로 나아가고 흉부 질환으로 이행한다.

나는 강연이나 강의 또는 다른 저서에 있어서 질병의 단일성이라는 사상을 역설하고 있다. 그리고 「변비」, 「장생법」, 「정신이상은 고칠 수 있다」, 「투병의 비결」, 「혈압병 요법」, 기타 십 수종의 저서 중에서, 이 너무나도 많은 **갖가지 잡병에 걸리는**

사람들의 원인의 대다수가 거의 숙변 즉, 만성변비에 있다고 단언하였다.

많은 환자의 류머티즘이나 신경통이 창자에서 원인한다고 말한다면 놀랄 것임에 틀림없다. 나는 이것을 증명하기 위해 여기에 지면을 소비하려 하지는 않는다. 그러므로 이 문제를 연구하고 더 나아가 각자가 집에 있어서도 무약무도(無藥無刀)로 간단히 될 수 있는 참된 자연 요법인 니시의학을 공부해 주기 바란다.

나는 간단히 덧붙여 말하면 **인체를 청결하게 해 준다면 창자의 상태도 훨씬 건전하게 되고 그 결과 각종의 질환에서 언제인지 모르는 사이에 구제 될 것이다.**

치아가 나쁜 것과 창자가 나쁜 것은 분명한 관계가 있다. 이렇게 말하면 처음에는 너무 엉뚱한 생각이라고 할지 모른다. 어째서 단단한 치아 법랑질이 창자의 상태에 의해 영향되는 것인가 하는 의문이 일어난다.

치아는 당연한 일을 못하면 썩기 시작하는데 그 힘이 저부(底部)의 근원에 운반되는 혈액의 성질에 달려 있는 것이다. **건전한 영양물로 키워지고 있는 치은이나 치근, 치아는 건전하나 창자에서 흡수되는 불완전한 음식물이 공급되는 치아나 잇몸은 당연히 불건전하게 되는 것이다.**

소화기관은 입에서 항문에 이르기까지 연속되어 있다. 그래서 혀가 희다든가 검게 물들어 있다든가 하는 사람들의 타액을 검사하면 거기에서 창자의 박테리아가 검출되는 것이다.

이리하여 구강중의 박테리아는 치아나 치은이나 치근을 부식시켜 끝내는 박테리아의 소굴로 만들어 버리는 것이다. **류우머티즘이나 신경통, 귀와 코, 인후, 안질 기타의 질병이 치근의 부패에서 발생한다고 하는 것은 사실이다. 단 이들의 질병에 당면하여 그 원인을 치아에서만 찾는 것은 근시안적인 결론일 것이다.**

부드러운 음식만 먹고 굳은 음식을 절대로 폐지하면 그 결과는 치아가 약해진다고 하는 의견에 나도 찬성이다. 그것은 삶든가 굽든가 한 것을 먹을 경우에는 확실하다. 현미든 야채든 날것 채로 짓이겨 먹을 때는 하등의 지장이 없다.

또 극단으로 뜨거운 음식물과 극단으로 찬 음식물을 번갈아 먹는 것은 치아를 위해서는 대단히 나쁜 것이다. 그것은 치아의 에나멜을 파괴하는 경향이 있다.

그러나 소화기관의 이 부분(치아)은 다른 소화 기관(위장)의 건강에 크게 관계되어 있는데 구강중에만 신경을 쓰여 이 사실을 망각하고 있는 치과의가 많은 것이다.

실제는 그 환자의 창자 상태를 반드시 진찰하는 치과의가 바람직하다. 그러나 나의 회원이 아닌 치과의에게 그런 분이 있을 수 있는지는 의문이다.

조금 나은 편으로서 그는 바른 종류의 음식을 먹도록 환자에게 권하든가 이(齒)를 규칙적으로 바르게 닦도록 충고를 주는 정도일 것이다.

나는 여기서 창자와 치근 및 치아와의 관계에 관해 얼마간 지식을 전할 수 있었다고 생각한다. 그리고 여기서 얻은 지식에 기본하여 건전한 치근과 튼튼한 치아를 존중하고 싶은 사람들은 생활에도 필연적으로 청결한 창자의 확보를 위해 수단을 강구하도록 노력 할 것을 바라는 것이다.

이(齒)에 대해 논한 것은 또 같이 눈에도 적용 할 수 있는 것이다. 나는 다른 저서에서 **창자가 마비되면 시력결핍을 가져 올 것**이라고 말하였다.

그리고 나 자신이 예전에 사고로 실명에 가까울 정도로 눈을 다쳤던 체험자이므로 어떤 사람이고, 어떤 종류의 안질이고 시력회복을 위해 응용할 수 있는 각종 방법을 설명하였고, 또 실행했으며 지금 실시중인 사람도 많이 있다.

안경을 사용하지 않는 것은 모든 경우에 통용되는 것은 아니다. 즉 안경을 쓰지 않아도 될 경우가 있다. 이 점에서 안과의사는 사회에 대해 대단히 공헌하고 있는 셈이다. 그렇지만 보건적인 자연 요법 즉, 니시의학을 받아 들여 시력이 분명히 회복되었다는 것은 대부분 안질환자에게 있어서 실증 된 사실이다.

시력에 결함이 있는 것은 장내의 낡은 분변을 배설하지 않는 데 원인이 있는 경우가 많다. 그 때문에 인체의 분비물이나 조직이 쇠퇴하는 것이다.

유명한 안과의사 S.H 브라우닝 박사는 「어떤 종류의 안질은 소화기관의 병적 상태를 고치면 눈도 좋아지고 또는 근치되는 것이다.」라고 지적하였는데 참으로 나의 뜻에 맞는 말이다.

또 다른 안과의사 클라크 박사는 「일찍부터 안경을 쓴다고 하는 것은 창자의 활동이 둔하기 때문이다. 이 창자의 상태를 고치면 안경의 도수도 나빠지지 않을 뿐만 아니라 나중에는 낫게 된다.」라고 말한다.

이상 내가 인용한 안과의 대가들은 모두 질병의 단일성이라고 하는 이 관념을 같이 인정하고 있는 것이다. 즉, 그들의 작업은 눈 자체에 집중되어 있지만 그 시야는 더 넓은 것이다.

눈으로 고민하고 있는 사람들은 단순히 안경을 쓰기만 하면 근치된다고 생각하지만 그것은 어리석은 일이다. 눈이라는 것은 실제 신체의 각 기관이나 각 부분의 건강 상태에 민감한 것이다. 그렇기 때문에 눈의 논리적 치료법은 자연 요법이며 신체 전부의 건강을 증진시키는 방법이다.

이 의미는 창자 그 자체에 특별한 주의가 기울여지지 않으면 안 된다는 것을 뜻한다. 즉 창자는 자주 다른 갖가지 질병 감염의 기본이 되기 때문이다.

이 같은 진리가 코나 인후, 귀에도 적용되는 것이다. 이들의 각 기관은 또 각각 상호간에 관계한다. 그리고 질병에 걸렸을 때는 자연 요법으로 고칠 수 있는데, 일시적인 간단한 비과학적인 수단을 사용하는 것은 큰 잘못이다. 예를 들면 코감기로 귀가 잘 들리지 않게 된다든가, 중이염이 된다든가 하는 것은 일반 카타르(점막에서 조직의 파괴를 일으키지 않는 염증)의 결과이다. 그러므로 체내에서 독소를 소각하는 수단을 강구하는 일이 중요하다.

창자의 활동이 올바르지 않으면 안 된다. 또 풍욕(=대기요법), 냉온욕 등에 의해 피부의 활동을 증진하기 위해 모든 노력을 기울이지 않으면 안 된다. 카타르성 난청에 당해서는 그 치료에 있어 식이 요법이 대단히 중대한 역할을 한다. 그리고 카타르를 인체에서 소멸하는 데에 가장 빠른 수단에 한 가지는 올바른 기간의 단식을 하거나, 생야채 5종류 이상을 짓이겨서 먹는 일이다.

단식을 하는데 주의해야 할 점은 3주 ~ 4주쯤의 간격을 두고 2~3일씩의 짧은 단식을 하는 일이다. 그리고 그 사이에 합리적 식이법에 의해 식사를 하는 일이다.

카타르의 치료에서 중요한 것은 경부(頸部)의 근육이 혈액순환을 방해하지 않도록 하는 일이다. 치료와 예방은 척수골이나 경부에 지압을 하는 것도 좋은데 그런 일은 결국 일시적인 일로서 어떻든 소화기관을 유효하게 활동시키는 것과 같은 자극을 하는 방법이며, 가장 좋은 것은 충실하게 육대법칙을 실행하는 일이다.

그들 방법은 카타르를 소멸시켜 버릴 것이다. 이 방법으로 나는 수많은 난청 환자를 구했던 것이다. 그들의 난청은 하등 장기적(臟器的)인 것은 아니고, 카타르에 걸려 있었기 때문이다.

변비 환자에게서 자주 보는 일이지만 누구나 혈액이 짙어지게 되기 때문에 이 중요한 액체는 건강체일 때처럼 자유롭고 순조롭게 순환하지 않게 된다. 따라서 피부에 영양분이 적당히 가지 않으므로 피부의 겉쪽은 차게 되는 것이다.

더구나 그 때문에 건강체라면 피부를 통해 배설시켜버릴 독소가 체내에 정체하므로 더욱 불리한 입장이 된다. 그에 따라서 신장도 과중한 일을 부과 받게 된다. 또 그렇게 되니 점막도 여분의 일을 하도록 요구당하는 것이다.

그 결과로서 보통 감기로 불리는 불쾌한 병이 발생하고 또는 신체의 어느 부분에 카타르의 상태가 일어난다. 이미 말한 바와 같이 카타르란 독립적인 질병은 아니다. 그런데 그 원인은 우리 자신에게 물어서 밝히지 않으면 안 된다.

그래서 그것은 대부분 신체 조직의 충혈이거나 내장에 독소가 침투하고 있든가에 기인하는 것임을 알 수 있을 것이다. 그리고 그 독소를 주로 공급하는 것은 마비 침체된 창자인 것이다.

이 마비 침체된 창자를 부활시키지 않는 한 배변은 완전하게는 안 되는 것이다. 이 목적에 약제를 쓰는 일은 되도록 피하는 것이 좋다.

어떻게 하여 마비 침체를 고치고, 퇴적된 낡은 분변을 배설하는가 하는 것인데 이런 것은 모두 니시의학의 실행, 응용에 의해 쉽게 해결 할 것이다.

6. 골반기관 장해[골반질환, 방광염, 섭호선염, 월경곤란]

만약에 잔재물이 장내에 장기간 쌓인다면 창자는 팽창하여 그 기능은 약화되는 것이다. 장신경은 원래 대단히 민감한 것인데 이 때문에 둔감하게 되어 버린다. 그러므로 그 신경은 뇌에 통신을 전하지 않게 될 것이다. 그 결과 창자는 자동적 운동 작용을 할 수 없게 되므로 적당한 배설 작용이 행해지지 않게 되는 것이다.

만성병에 있어서 소화 기관의 이 부분(창자)이 보통은 활동이 둔하게 되므로 그 주위의 조직에 좋지 않은 영향을 미치게 된다.

만성 변비의 결과로서 골반 기관에 해가 미친다고 하는 것을 잘 알고 있는 사람은 적은 것같이 생각된다. 이 골반에는 어떤 종류의 중요한 기관이 많다.

예를 들면 쿠우바네일씨징후라는 것이 있다. 「회음 및 음낭 또는 음순에 있어서의 혈액의 피하삼출은 골반 골절의 징후」로 이 원인은 숙변이 쌓인 결과이다.

그리하여 골반이 부탈구되어 밤에 식은땀을 흘리며, 조금만 활동하여도 피로가 심하고 발한이나 냉한이 많은데, 수분·염분·비타민C의 결핍을 모르고 지내서 골반신경에 직접 관계있는 회음이든가 음낭이든가, 여인에게 있어서는 음순에 피하출혈이 되어 화류병 같은 것에도 전염하기 쉽게 되는 것이다.

니시의학의 협장(脇杖)의 응용, 생식이용, 평상, 경침, 붕어, 모관, 합장·합척 및 등배 운동의 보건 6칙은 모든 것을 해결해 주는 것이다.

이같이 골반 기관이 소중한 것임을 알 수 있을 것이다. 그러므로 자연은 이들의 기관을 완전히 활동시키기 위해 충분한 여지를 주고 있다. 여인에게는 특별한 임무가 있으므로 골반이 남성보다 크다. **숙변이 쌓인 결과 직장이 충만하게 되면 골반의 공간이 좁아진다.** 단, 이런 일까지는 자연은 고려하고 있지 않은 것이다. 그리고 이 상태가 더 나간다면 그 나쁜 영향은 단지 골반기관에만 그치지 않고 신체의 거의 전부에 파급된다. 골반의 질병이나 그 징후는 정말로 다종다양하다.

지금 흔히 사람이 걸리는 방광질환을 예로 들어 본다. 변비로 직장이 팽창하는 결과 방광은 필연적으로 압박 된다. 그 때문에 방광의 기능은 현저히 제한 될 것이다. 그리고 정상 상태가 아닌 이상으로 자주 배뇨가 필요하게 된다. 독소가 흡수되면 방광 카타르는 더욱 혹독하게 된다. 그리고 통증이 증가하고 염증을 일으키게 된다.

이 질병에 대해 창자라는 주요한 배설도에 유의한 합리적인 치료가 베풀어지지 않는다면 방광은 뿌리 깊은 병이 되어 다분히 그것은 신장에까지도 나쁜 영향을 미칠 것이다. 그러므로 그들의 병증을 일시적으로 누르려고 하기 보다는 질병의 참된 원인에 대해 치료를 하는 편이 더 좋다는 이치가 될 것이다.

남성에 있어서 소변을 누는데 지장을 가져 오는 수가 있다. 그것은 직장이 충만하여 압박하기 때문이다. 화장실에서 배에 힘을 계속 준다고 하는 것은 이 가장 나쁜 영향을 가져오는 질병에 침해되는 경향을 만드는 것이 된다.

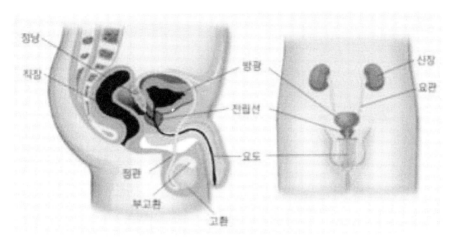

[전립선(섭호선)의 위치]

섭호선(전립선)의 염증으로 대단히 고생하는 환자의 일을 나는 생각해 보는 것이다. 그 환자는 보통의 의료법으로는 별로 효과를 보지 못했다. 그리고 외과의사는 수술이 불가피할 것이라고 생각하였다. 그래서 그 환자는 나에게 체모관칙(體貌觀則)을 받으라고 전문의로부터 보내졌던 것이다.

나는 질병의 경과를 조사한 후에 생식과 보건 요양 6대원칙의 여행(勵行), 그리고 각탕법을 권했던 것이다. 간단히 결과부터 먼저 말하면, 그 환자는 빨리 회복 한 것이다. 그 이후 3년 반을 경과하지만 두 번 다시 재발하지 않고 그 병은 일어나지 않게 되었다.

여인에게 미치는 질병에 관하여 주의할 점은 골반 기관의 어떤 빈(空) 간격이 제한 되어 있기 때문에 만일에 직장에 이상이 생기면 갖가지 내부적 장해를 일으킨다는 것이다.

만일 여자 환자가 창자의 배설 문제를 진지하게 생각한다면 이것으로 부인과의 일도 대부분은 불필요하게 될 것이다.

이미 말한 바와 같이 여인은 자연의 요구를 따르지 않는다. 그것은 아마도 부끄럽다고 하는 감정인지도 모르나 그 때문에 골반에 질병을 일으키기 쉬운 것이다.

그래서 나는 가급적이면 부모들이 변의가 있는 데도 참는 것은 나쁜 결과가 된다고 가르치면 좋겠다는 생각이다. 그리고 복약(服藥)은 권하지 않으며 되도록 니시의학의 무약무도(無藥無刀)를 종횡으로 구사하여 해결하기 바라고 있다.

또 실행하기만 하면 사실 만병의 원인을 이루는 해약에 대해 조처가 가능한 것이다.

월경곤란의 대부분도 직장 내에 잔재물을 채워 넣고 있는 데서 생기는 압박에 의해 일어나는 것이다. 그 고통은 어떤 형태이든 대단히 심한 것이다. 그리하여 환자는 월경 내조(來潮)를 공포로서 맞이하는 것이다.

지방에 따라 여인이 그런 고생을 겪는 것은 그저 자연사로 간주되고 있다. 그런데 아직 문명에 깨지 않은 지역의 여인들은 이와 같은 골반병에 걸리지 않는 것이니까 아마도 문병 사회의 여인들에게는 어딘가 무슨 결함이 틀림없이 존재하고 있다고 생각된다.

무언가 의문이 일어날 듯한 일이다. 어딘가 대자연의 법칙을 깨고 있는 것이다.

이것은 결국 장내의 음식물의 잔재를 없애는 일이 늦다는 점 등일 것이다. 그 경우에는 유독물이 피부나 소변이나 창자 등을 통해서 적절히 배설되지 않는 것이다. 그 결과로 불순물은 다른 데로 나갈 구멍을 찾는다. 이리하여 카타르 상태가 발생한다.

월경 시에는 사람에 따라서는 상당한 많은 불결한 것이 체외로 배설 된다. 그리고 그로 인해 염증이 일어나고 고통이 생기는 것이다. 이 자가 중독의 병증에 간섭하려고 하는 것은 너무나도 근시안적인 방법이며 많은 외과수술은 피해 낼 수 있는 것이다.

환자에게 자연스러운, 합리적인 건강법이 가르쳐지기만 한다면 월경시의 고통은 대개의 경우 피할 수 있다. 어떤 사람은 배설작용을 충분히 하기 위해서 과학적으로 짜여 지고 합법적으로 납득이 가는 운동에 착수해야 할 것이다.

근래 젊은 여자들이 신는 발뒤꿈치가 높은 구두는 발의 구조를 변화시킬 뿐 아니라 또 골반을 해치는 것이다. 하이힐은 척수의 바른 위치를 어긋나게 하는 경향이 있다. 척수가 비뚤어지면 머리의 위치가 기울어지게 된다.

머리가 기울어짐으로써 귀의 미로에 고장을 가져 오는 것이다. 그것으로부터 편도선염을 일으키면 식은땀을 흘려서 수분, 염분, 비타민C를 잃게 되는 결과 직접 골반에 영향이 가고 다리에 미치는 것이다.

하이힐로 발에 고장을 일으키면 심장병이나 신장병, 빈혈증에 침해된다는 것은 여러 외국의 의사만이 아니라, 일본에서도 도쿠가와 시대의 의사 이시이씨도 중국 고대의 예를 인용하면서, 폐결핵이나 나력(瘰癧)에 걸리는 것을 말하고 있다.

그 구두를 신으면 골반 속에 포함되어 있는 여러 기관의 위치가 모두 나쁜 영향을 받게 된다고 하는 것이다. 또 신체의 어느 부분이라도 예를 들면 허리고 엉덩이고 그것을 압박하는 것 같은 코르셋이나 하이힐 등은 정말로 중대한 병의 원인이 되는 것임에 틀림없다.

이때에 일어난 질병을 참된 원인을 찾지 않고 치료하려고 시도하여도 그것은 헛되게 환자의 몸을 못난 솜씨로 손질하는 것에 지나지 않다. 탈수된 기관을 정상상태로 회복시키는 데에 크게 소용되는 운동은 다음과 같다. 환자는 베게 없이 똑바로 누워서 양팔을 배 옆으로 가지런히 놓고, 그리고 두 다리를 들어 그 발끝은 몸의 위를 넘어서 머리 뒤에서 평면에 닿도록 한다.

이 운동을 환자의 체력에 따라 몇 번 반복한다. 이 운동은 자기 몸을 진단하는 법이라고 하여 니시식 강건술과 촉수 요법, 또 니시식 촉수 요법과 보건 치료법 책속에 그림을 넣고 설명하고 있다.

내가 다만 여기서 말하고자 하는 것은 등뼈를 원형으로 굽힌다든지 반대로 편다든지 하는 이 운동은 대장 기관에 강한 영향을 주는 것이라는 점이다. 이 운동은 아주 천천히 하도록 하면 점점 효과가 있다. 그리고 합장·합척을 하고 다리 쪽만 수평인 채로 전후로 10~20회 운동 한다.

많은 여인들에게 있어 무서운 또 하나의 상태가 있다. 그것은 전환기 즉, 생명의 변환기이다. 이때가 되면 정신적으로 또 육체적으로도 고통을 수반하는 것이라고 옛부터 불행한 시기로 말하고 있다.

지금까지에는 없든 것 같은 갖가지 질병이 발생하면 그 병을 전환기의 탓으로 돌리는 것은 지극히 쉬운 일이다. 그러나 체념한 수동적 태도는 전혀 해롭다. 월경폐지기인 갱년기에 반드시 질병이 따르는 것이라고 하는 것은 자연의 사실에 위배되는 것이다.

월경은 신체를 정화하고 또 과잉 혈액을 배설하는 생리적 작용이다. 월경 시에 있어서는 그 특별한 관(管)을 통해 다대한 잔재물과 유해물질을 배설하는 것이다. 그러므로 월경이라는 세척 작용이 일어나면 체내의 독물은 신체에 나쁜 영향을 주는 일이 없이 언제 임신하여도 무방한 준비기간이 된 셈이다.

월경이라는 변조가 일어났을 때 그 관을 통한 배설 작용이 중절되어 버리면 체독이 축적되는 경향이 있는 것이다. 이들 독소는 갖가지 질병을 일으키는 것이다. 배설되지 않은 독소는 혈액에 섞여 체내를 순환하므로 그 때문에 뇌세포가 자극된다든가 압박된다든가 하는 것이다.

단순히 그런 증상을 나타낼 뿐 아니라 이들의 병적 물질이 체내에 쌓여 있으면 심신 양면에 질병을 일으키는 원인이 된다.

이 월경 변조의 원인에는 대개 복부 팽만이 따르는데 그것에는 반드시 다리의 정맥 노창이 숨어 있는 것, 그 먼 원인(遠因)이 또 반드시 숙변에 있다.

그러면 이 경우 그 치료는 어떻게 하면 좋은가?

그 치료란 약제를 필요로 하는 것인가, 또는 침해된 선(線)을 떼어버리는 것인가?

혹은 그 치료한 체내로부터 잔재물을 배설하는 것을 촉진시키려고 하는 것인가?

이상에서 마지막에 말한 방법이 유일의 만족 할 수 있는 치료법이다.

전환기의 탓으로 돌리는 수많은 질병이 적당한 배설, 작용이 확립되면 없어져버리는 것을 나는 실험해 왔다. 두통이나 권태 및 기타의 증상을 단순히 약제로만 치료하려는 것은 전혀 어리석은 일이다.

약제는 이미 체내에 있는 독소를 증가하는데 불과하다. 그리고 약제는 치료에 있어 필요불가결한 신체의 세척을 촉진시키는 것은 불가능하다. 세간에는 너무나도 많은 억압 요법이 행해지고 있으며 그들의 요법은 단지 환자의 고통을 증가하는 데에 불과하다.

바른 치료법은 물론 식사상의 주의도 필요하고, 육체적으로 마사지를 하는 것도 하나의 방법이긴 하지만, 그것도 일시적이고 남의 힘을 요하는 불편이 있다.

내가 제창하고 있는 등배 운동이야 말로 가장 적당한 운동이다.

이 인생의 전환기에 즈음하여 그들의 척추 운동과 복식호흡을 동시에 하기를 아침 저녁 2회 시간으로 약 10분씩 한다면 대다수의 환자는 크게 얻는 바가 있어서 그 후 오래도록 건강의 혜택을 받게 되는 것이다.

이 등배 운동을 시작하기 전에 다음의 11종의 준비운동을 하는 것은 당연하다.

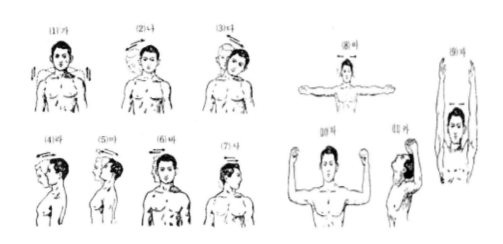

① 준비 운동 ;

㉮ 양 어깨를 동시에 올렸다 내렸다 하기를 10번. ㉯ 오른쪽으로 머리를 굽히기를 10번. ㉰ 왼쪽으로 머리를 굽히기를 10번. ㉱ 앞쪽으로 머리를 굽히기를 10번. ㉲ 뒤쪽으로 머리를 굽히기를 10번. ㉳ 오른쪽 뒤로 머리를 돌리기를 10번. ㉴ 왼쪽 뒤로 머리를 돌리기를 10번. ㉵ 양 팔을 좌우로 수평으로 펴고, 머리를 오른쪽과 왼쪽으로 1번씩 돌린다. 이 때 손바닥은 그림과 같이 앞쪽을 향하게 한다. ㉶ 양 팔을 위로 수직으로 들고, 머리를 오른쪽과 왼쪽으로 1번씩 돌린다.

㉶㉷의 양 팔을 위로 든 채, 주먹을 꼭 쥐고, 주먹을 쥔 채 팔을 직각으로 굽혀서 수평으로 떨어뜨린다. 단, 엄지손가락을 안쪽에 넣고 쥔다. ㉮ 전박을 수직으로 하고, 상박은 수평인 채로 뒤로 당길 수 있는 대로 당기고, 동시에 머리를 뒤로 젖히며 턱을 위로 치켜 올린다.

이상 11가지의 준비 운동을 약 1분간으로 끝내고, 바로 힘을 빼고 양 손바닥을 벌려 무릎 위에 세워서 놓고 다음의 본 운동으로 넘어 간다

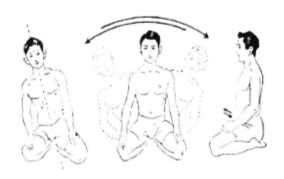

② 본운동

니시의학 건강법의 중요점인 이 운동은, 척주의 미저골을 중심으로 하여 신체를 좌우로 흔드는 동시에 복부의 운동을 겸해서 하는 것이다. 그 속도는 척주 운동 1왕복을 1회로 세어서 1분간에 50~55회, 약 10분간 즉, 총수 500회를 표준으로 한다. 그러나 처음에는 200회고 300회고 할 수 있는대로 하고, 점점 500회에 이르도록 노력한다.

복부의 운동은 척주를 오른쪽이면 오른쪽, 왼쪽이면 왼쪽으로 기울였을 때에 아랫배의 중심에 가볍게 힘을 주어 밀어내는 기분으로 한다. 따라서 척주 1 왕복을 1회로 하면 복부는 2회가 된다.

척주가 오른쪽과 왼쪽으로 기울어졌을 때에 복부에 힘을 넣고, 척주가 중심으로 돌아왔을 때에 힘을 빼는 요령으로 한다. 이 척주와 복부의 운동은 서로 율동적으로 한다.

본장에서 이미 말한 것으로 독자는 다음과 같은 것을 연역할 것이다.

즉, 이들의 **질병을 다루는 적당한 방법이란, 보통의 여러 배설 기관의 자연적 활동을 회복하는 일이다.** 바꾸어 말하면 우리들의 체내에서 병적 물질이나 잔재물을 적당히 배설하도록 우리의 생활을 정비하지 않으면 안 되는 것이다.

지금까지 설명한 방법으로 적당한 영양을 섭취함으로써 또 피부나 신장이나 창자로 하여금 체내의 독소를 없애게 하여 인생을 비참한 것으로 만들고 있는 허다한 질병들이 사라져 버릴 것이다. 그리고 이것이 참된 것이라는 것은 자연생활법을 시도하는 사람에 의해서만 인정되는 것이다.

그들의 건강에의 열쇄는 단 한 마디로 끝난다. 즉, **배설 작용!** 해가 없는 자연적인 치료법을 시도해 보지도 않고 어째서 수술로 메스나 비싼 약제를 쓰는 것인가?

과연 외과수술 분야도 필요한 것임에는 틀림없다. 예를 들어 중상을 입은 경우라든가, 혹은 만성병이 너무나도 지체되어 있을 경우든가에 수술이 필요한 것은 물론이다. 그렇지만 **신체의 모든 기관, 모든 부분을 보존하고 또 건설하는 바의 대자연 요법은 우선 무엇보다도 먼저 시험해 보아야 할 것이다.**

질병의 대부분의 원인은 배설작용의 결함에 있다. 창자를 과로에 빠뜨려서 해가 되게 하지 말아야 한다. 약제는 난폭한 작용을 일으키므로 틀림없이 만성 변비 상태를 일으키게 된다.

창자를 정비하라! 모든 기관을 구하라! 한편에는 흡수 작용과 다른 편에는 배설 작용― 이 양자의 밸런스를 언제나 평균으로 유지하도록 노력하라!

그 **밸런스야 말로 바로 건강을 의미**하는 것이다.

PART6.
정신

| 제 6장 |

정신

1. 육체와 정신

앞장에서 나는 숙변이 육체에 미치는 영향의 결과를 역설하였다. 즉 마비 침체된 창자에서 생기는 독소가 뇌나 사지, 피부, 폐, 심장, 간장, 기타의 모든 기관에 또 모든 조직에 얼마나 나쁜 해악을 미치게 되는가를 말하였다.

짧은 내용이지만 앞장에서는 내가 가능한 범위 안에서 자가중독[自家中毒-숙변]의 결과가 어떻게 영향을 미치는 가를 제시한 것에 불과한 것이다.

본장에서는 마비된 창자가 정신에 미치는 그 직접의 결과를 전부 제시할 수는 없더라도 부분적으로는 말할 수 있으리라 본다. 우리들은 육제에서 정신을 끊어 낼 수는 없다. 그러므로 정신 상태의 수양과 단련이 얼마나 창자에 좋건 나쁘건 영향을 주는 것인가를 언급하고자 하는 것이다.

창자가 활동하지 않은 상태에 있으면 그것은 정신의 소침을 가져 오는 것이라고 하는 것은 모든 전문의사가 알아내고 널리 알고 있는 사실이다. 넓은 범위에 걸쳐서 독소를 흡수한 결과 뇌의 세포가 영향을 받을지도 모른다. 아니 한 걸음 더 나아가 나는 단언 한다.

독소를 흡수하면 뇌세포는 나쁜 영향을 받는 것이다. 예부터 하제를 쓰는 습관이 있는 것도 과연 그럴듯한 일이라 수긍이 가는 이유가 있다. 그 치료법은 19세기 까지 남아 있었다. 불행하게도 하제를 쓰면 내가 앞의 5장에서 말했듯이 도리어 만성 변비가 될 두려움이 있는 것이다.

참된 치료에서는 환자가 정상으로 운동 해 낼 수 있는 근육을 만들어 내야 한다. 그리고 이들의 근육에 힘이 센 신경을 양성 배치하여 평등화시키지 않으면 안 된다.

신경쇠약증, 조금 진행된 정신이상자는 창자의 작용을 완전하게 하면 바로 낫는 것이라고 말하는 것은 아니다. 발광자(發狂者)라고 까지는 아니라도 현대인의 대부분은 경미하지만 발광자에 가까운 정도까지 뇌가 지쳐 있는 자가 너무 많은 것이다. 진행되어 있는 것은 니시의학에 정통한 사람의 지도와 요양을 필요로 한다.

그러나 내가 본장에서 역설하고 싶은 것은 광기라고 하는 이 특별한 질환을 치료하는데 있어서 지도자로서 유의해야 할 점은 아주 다양한 것이다.

원인인 환자 육체의 이변인지, 정신상의 타격인지, 예를 들면 추락하여 뇌상을 입은 것인지, 구타 당 한 것인지, 숙변, 장염전(腸捻轉), 장폐색 등에 의한 뇌출혈의 상해인지, 매독환자인지, 알코올 중독인지, 경계상의 가계의 고민인지, 가정 내의 오뇌(懊惱)인지, 직무상의 걱정인지, 사회적인 번민인지, 국가적인 비관인지 등등을 충분히 잘 관찰할 필요가 있다는 것이다.

『광기(狂氣)의 징후』라는 책에서 버너드 홀랜더 박사는 「**신체의 독소는 정신병과 관계가 있다. 그리고 이 독소는 병적 잔재물이 지나치게 축적하기 때문에 생긴다.**」 라고 말한다. 이것은 결코 틀린 것이 아니며 확실히 홀랜더 박사가 말한 그대로이다.

그러나 아직 설명이 부족하다. 지금 장폐색까지 가지는 않아도 숙변이 퇴적되었구나 하고 생각되면 음식이든가, 정신상의 관계든가, 세균이든가 때문에 그 숙변이 설사로 배설되는 경우가 있다.

다행히 물을 마실 기회가 있어 무사히 나았다고 하자. 이런 일이 우연히도 번갈아 반복되고 있었다고 하자. 장내에 숙변이 차 있을 때는 뇌혈관 신경이 마비된다는 것은 실험으로 분명하게 된 바이다.

이런 때에 생각한다든가, 남에게 무엇인가 좋든 나쁘든 듣는다고 하면, 이 사소한 일이 확대되고 또 확대되어 영향을 미치는 데 『정신의 알레르기』에 빠지는 것이다.

그런데 그것이 설사에 의해 뇌혈관의 신경마비가 풀린다든가 한다. 그렇다면 정신 상태는 보통으로 돌아와야 할 터인데 정신의 알레르기는 완전하게 없어지지 않는 것이다.

그런데 건전한 뇌수의 틀림없는 완전한 판단력으로 수련을 쌓은 통달한 지식의 소유자라면 이번에는 완전히 의식하면서 정신 작용을 자기 자신이 생각하는 대로 완전히 암시하여 버릴 수가 있는 것이다.

창자의 활동 여하가 뇌신경으로 하여금 우로 하는가 좌로 하느냐를 자유로이 하게 하는 것임을 명확히 파악해야 한다. 문제는 숙변 정체의 총량 여하와 장아폐색(腸亞閉塞) 혹은 장아염전(腸亞捻轉)의 정도에 있는 일이며 니시의학에서는 어느 쪽이든 몸에 유익하게 인도하여 가는 것이다.

과연 뇌는 출생 시 부터 결함이 있는 경우도 있다. 또는 출산할 때, 혹은 그 후에도 어떤 기회에 뇌가 상처를 입는 경우가 있다. 또 신체가 허약하여, 성장하는 도중에 그 때문에 뇌의 어떤 세포는 그 작용이 손상될는지도 모른다. 단, 이것 등은 부득이한 일이다.

그리고 만일 이런 정신이상의 원인이 발견되지 않는다고 하면 약제에 의한 중독은 말할 것도 없고, 무엇인가의 체독이 우울증이나 정신착란의 원인이 되어 있지 않은가 어떤가를 어째서 생각하지 않는 것일까?

우리들은 다소라도 모두 알고 있는 일이지만, 알코올은 정신에 영향을 미치는 것이다. 만취한 남자가 일시적이기는 하지만 그 이성을 잃어버린 광경만큼 우습고 또한 이상한 모습이 있겠는가?

알코올의 중독은, 인간 진화의 최후의 단계에 있어서 나타난 뇌세포를 우선 엄습한다고 하는 것은 아주 흥미가 있는 사실이라고 볼 수 있을 것이다.

이렇게 말하는 것은 취하면 우선 머리가 휘청휘청하는 것이다. 그것은 뇌의 전엽을 침범 당하기 때문이다. 실제로 일시적 자극을 느끼고 한편으로는 체력이 증가하는 것같이 보이는 것은 사실은 마음의 통제력이 마비되기 때문이다.

어떤 점에서 인체는 마치 시계(時計)를 닮고 있다고 볼 수 있다. 그것은 인간의 신체에서나 시계에서도, 움직이는 기계와 그것을 억제하는 조직과의 양 작용을 갖추고 있는 것이다. 만일에 시계에 그러한 억제 작용이 없다면 감은 태엽은 바로 풀려서 얼마 지나면 그 힘을 잃어버릴 것이다.

그러므로 시계 기술자는 조절작용을 이용하여 그 축적된 정력을 제어하는 것이다. 그러니까 굳게 감겨진 태엽은 거의 알 수 없을 정도로 서서히 풀려서 시계는 적어도 24시간도 혹은 1주간도 또 진보한 정교한 것은 1년도 계속 가게 된다.

이와 같이 인간의 신경계통도 한 눈으로 보아서 크게 둘로 나눠지는데 활동적 작용과 제한적 작용이다. 그중에서 한쪽을 교감신경이라 하고, 다른 한쪽을 미주신경이라고 하는 것이다. 그래서 이것을 전자를 산성(酸性)의 작용이라고 하면 후자는 염기성(塩基性)의 작용이라고 할 수 있을 것이다.

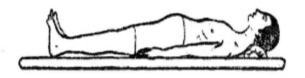

[평상은 중력에 대해 가장 안정된 평면이므로 여기서 잠을 자면 전신을 안정(安靜)하게 쉴 수 있는 동시에, 직립으로 생긴 척주의 부정왜곡이 교정되어 바른 자세를 확보할 수 있다.
척주는 직립 시는 역학적으로 만곡이 필요하나 앙와할 때는 본래의 일직선으로 펴지는 것이 옳은 것이다.]

밤에 잘 때도 되도록 편평하고 딱딱한 침상에서 똑바로 누워 자는 것이 이상적이다. 나는 이것을 보건 요양 6칙의 첫째로 평상침대의 사용이라고 부르며 권장하고 있다.

「딱딱하고 편평한 침상이라야 말로 우리들의 신경계통의 활동과 억제의 상반작용이 생리적으로 길항작용을 축적, 또 조정하여 부족한 것을 보충하고 과도한 것을 억제하는 생태에서 필요한 자연 에너지를 생성하게 하고 보유하게 하는 것이다.」

활동력은 인체의 세포나 조직에 활동을 전하는 활동 신경을 기본으로 하는 것이다. 이같이 하여 인간은 어떤 시간사이에는 일정량의 정력을 발산할 수가 있는 것이다.

인체의 정력의 소비는 제한 작용을 갖는 신경에 의하여 조절되고 있다. 이를 환언하면 1조(組)의 신경은 활동력을 공급하고, 다른 신경은 거기에 브레이크를 거는 것이다. 이 양자의 신경을 완전하게 활동시키려고 하는 데는 밤에 잠자리에 들 때에 잠옷을 입는 것은 좋지만 복부는 가급적 노출하는 것이 좋다.

배꼽 주위를 반경 12~15cm 정도의 원형으로 노출하도록 하고 의류나 배두렁이 등으로 감든가, 허리띠로 매든가 하고 자는 사람은 창자가 처음 얼마간은 덥혀져서 기분이 좋을지는 몰라도 점점 창자의 운동이 둔하게 되어 나중에는 숙변이 쌓이든가,

창자가 늘어난다든가, 이완한다든가, 확대된다든가, 드디어는 창자가 겹쳐져 중첩이 된다든가, 비틀린다든가, 유착한다든가 한다.

그래서 그 창자의 장소에 따라 상관관계가 있는 뇌혈관의 신경에 마비와 출혈을 가져와서 중풍의 형태로 나타나는 것, 신경통, 통풍, 류머티즘, 천식으로 되는 것이 있고, 신장병에 걸리는 사람이 있는가 하면 황달이 되는 사람이 있고, 심지어 정신이 상자로 되는 사람도 있다.

그러므로 배는 가급적 노출하고 자도록 하는 것이 좋은 것이다. 덥히면 안 된다고 말하면 거꾸로 얼음으로라도 차게 하는 편이 좋은가 묻는 사람도 있는데 물이나 얼음으로 차게 할 필요는 없는 것이다.

심장의 근육은 어떤 종류의 신경에서 활동력을 부여받고 있는 것은 사실이다. 그런데 한편 폐와 위의 신경은 제한 작용을 갖고 있는 것이다. 인체의 제한 작용을 더욱 강화하는 것은 갖가지의 배설물이다.

예를 들면 분변이나 소변이나 땀, 가스 기타의 체독(體毒)이다. 체내에 남아 있게 되면 언젠가 이들의 독소는 두뇌나 신경을 마비시킨다. 그래서 피로가 생기고, 자세가 무너지고 척추신경은 추간공으로 압박되어 그 관계 신경 기관의 활동이 둔해진다.

다시 장마비가 되어 숙변이 정체하게 되고 음식물의 잔재물은 퇴적한다. 그 위치에 따라서 어느 기관엔가 2차적으로 장해를 미치는 것은 그 사람의 일상의 기거동작, 환경, 의지 작용에 따르나 물론 그 영향의 경중대소(輕重大小)에 차이가 있다.

그리하여 끝내는 수면의 욕망이 생겨나는 것이며, 이들의 작용에 의해 인간의 생활은 율동적으로 되는 것이다. 더욱 이것이 범위를 넓여서는 밤으로 되고 낮으로 되고 암흑으로 되고 광명으로 되는 것이다.

그리고 좋은 암시를 받고 바쁜 지시를 받고, 유전의 영혼에 교육이 실시되어 우리들의 도덕 방면에 있어서도 육체 방면에 있어서와 같이 성질이 모르는 사이에 키워져

간다. 우리들의 의지난 이성이나 극기심을 갖고 있는데 이들의 것은 우리들이 지속한 욕망이나, 본능적 동작이나 야망을 제한하고 있는 것이다.

물론 알코올이 가장 고상한 두뇌세포에 영향을 주는 유일한 것은 아니다. 카페인이나 취소(臭素), 몰핀, 아편, 코카인 등도 그렇다. 그리고 이들의 유독물에 더 첨가하지 않으면 안 되는 것은 침체된 장내에서 발생하는 독소이다.

종족의 진화에서 두뇌는 서서히 발달하여 앞쪽이 크게 된 것이다. 가장 하등인 어류에서 보는 것이지만 그들이 갖고 있는 두뇌는 척수의 첨단에 작게 자라 나와 있는 것에 불과하다.

수백년에 걸쳐서 일어나는 진화에 따라 두뇌조직도 착실히 발전하였다. 그리고 드디어 두뇌는 뚜렷하게 3부로 나뉘게 이르렀다.

그 3부란 장타원형인 골수와 소뇌 및 대뇌이다. 장타원형인 골수는 두뇌의 밑바닥에 위치하고 있어 꼭 알맞게 척수에 접하고 있다. 그리고 그것이 갖는 뇌세포는 혈액의 순환이나 호흡작용이나 열의 조절을 관정하는 것이다. 소뇌는 그의 앞쪽 및 상부에 위치하고 있다.

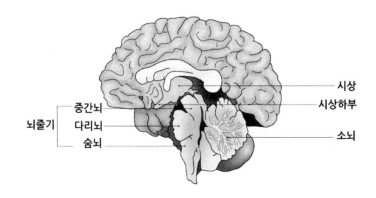

[소뇌의 위치]

소뇌의 속에는 중추신경이 있어서 그것들은 우리들의 근육작용을 조절하고 신체의 균정을 유지하는 것이다. 대뇌는 때로는 전뇌라고도 부른다. 그것들은 우리들의 감각기관의 중심을 이루고 있다. 감각기관이란 눈이나 코, 귀 등이다.

또 대뇌는 신체의 근육에 활동력을 공급하는 중심점이다. 그리고 이의 전엽에는 고급인 정신작용의 중심점이 있어서 그것이 통제 능력을 갖는 것이다.

여기에 우리들의 자제심이 달려 있는 것이다. 알코올에 의해 야기되는 뇌의 마비 상태가 진화과정의 순서에 상반하여 진행된다는 것은 참으로 의의가 있는 일이다.

예를 들면 알코올 중독에 최초로 걸리는 두뇌조직은 가장 늦게 발달한 속성이란 주의, 겸손, 존경 등의 성질이고 다음으로 따르는 것은 기억, 이성, 의지의 힘, 근육의 조정 및 신체의 균형이다. 이들의 속성은 취하면 상실되는 것이다. 마지막의 하부두뇌는 자각작용을 갖고 심장이나 폐장의 중대한 작용을 지배하는 부위이다.

알코올의 영향을 받으면 남녀 모두 주의력, 겸손, 조심성 등을 잃게 된다. 단, 취하면 기지의 재능은 발휘되는 것이다. 사람은 취하면 다변가가 되고, 웅변이 되는 것이지만 그 대신에 논리적 관념이나 분별을 잃는 것이다.

만일 음주가 계속된다면 그 사람은 담화나 동작의 통제력을 드디어 잃기 시작하는 것이다. 그는 군중을 욕하고 가장 우스꽝스런 언사를 지껄이는 것이다. 취한 상태에서 많은 범죄가 이루어지는 경우가 있다. 주독이 십분 그의 두뇌를 침범해버리면 그는 근육을 통제하는 일이 불가능하게 된다.

그리고 자기 몸의 균형을 잃고 바닥에 넘어지는 것이다. 만일 그가 음주의 습관을 고치지 않으면 끝내는 신체의 중요 기관이 마비되고 그 때문에 죽게 되는 결과가 될 것이다. 또 음주에 의해 고결한 인격자도 동물 이하로 떨어질지도 모른다.

이와 같이 인간의 정식적 및 도덕적 성질이 파괴되어버릴 때 심리학자가 단순히 정신 분석이나 암시법에 의해 주정뱅이의 이상을 치료하려해도 무익한 것은 자명한 일이다. 이런 불행한 정신 상태에 대한 치료는, 단 하나 그것은 자극이 센 음료를 끊는 일이다.

2. 창자와 정신병

이상 음주에 관해 말한 것은, 또 우리들 자신의 육체에서 발생하는 독소에 의해 야기되는 정신이상 상태에도 해당되는 것이다. 황달에 걸리면 몹시 우울하게 되어 때때로 착각을 일으키는 일이 있다는 것은 잘 알려져 있는 일이다. 그런데 창자에서 발생하는 독소가 두뇌 세포에 영향을 준다는 것은 그리 잘 알려져 있지 않다. 그러나 그럼에도 불구하고 그것은 진리인 것이다.

그들의 독소는 두뇌를 마비시켜서 뇌의 영양에 간섭하는 것이다. 이것이 무서운 것은 독소가 뇌의 어떤 곳에 집중되어 어떤 기관에 영향을 주어 어떤 질병으로 나타나는지를 모르는 일이다.

건강한 때에 니시의학에 정통하여 니시의학의 생활, 보건, 요양에 유의한다면 이것저것 무엇이든 분명히 알게 될 것이다. 모우리스 크레이그경(Sir, Maurice Craig)이 그의 교과서 『심리의학서』에서 말한 것처럼 「**변비는 미친 사람에게 공통되는 질환일뿐 아니라 정신병이 일어나기 전에는 대개 오랜 변비가 있는 것이며 그것은 거의 법칙으로 되어 있다.**」라고 하였다.

멜랑콜리(우울증)라고 불리고 있는 사람들이 거의 정해 놓고 호소하는 것은 변비이다. 그렇기 때문에 창자를 가장 효과적으로 활동시키도록 모든 노력이 기울여지지 않으면 안 된다.

그런데 다만 단순히 이들 사람들에게 하제를 주어 가령 일시적으로라도 변통이 되었다 하여 근본적으로 과연 근본적으로 정신우울증이 낫게 될 것인가 의문이지만 적어도 육체적으로 만이라도 상황은 좋아질 것이다.

그렇지만 그들 하제의 작용은 불행히도 다만 아랫배의 근육을 약하게 할 뿐이다. 그리고 점점 하제의 양을 늘려가지 않으면 듣지 않게 하여 드디어는 습관성으로 되어버리는 것이다.

스코틀랜드 정신병리학 연구소의 포드 로버트슨 박사는 「백치의 경미형부터 심한 정신착란에 이르기까지 광기(狂氣)의 종류는 많이 있는데 모두 본질적으로는 독소가 원인인 것이다.」 라고 하였다. 이 의견을 지지하는 데는 대단히 많은 증거가 있다.

 그러나 본 문제를 연구한 전문가들에 의해 제공된 사실을 내가 여기서 일일이 열거한다면 아마 일반 독자는 지쳐버릴 것이다.

『사소한 질병』이라는 저서 중에서 레오나르드 윌리엄스 박사는 「**중추신경 조직을 이상하게 하는 독소를 제조하고 또 퍼트리는 것은 창자의 책임**이라는 것은 지금에는 너무도 잘 인정되고 있으므로, 별로 예를 들 필요가 없을 것이다.」라고 말하고 있다.

그리고 그는 「**만성 변비는 그의 병적 결과의 다양성과 그 위력에 있어서 매독이나 알코올에도 필적하는 것이다. 이들의 결과에 있어서는 정신병이 주된 자리를 차지하고 있는 것이다.**」 라고 하였다.

윌리엄스 박사는 덧붙여서 「정신병 환자는 그 초기에 있어서 그들의 독소를 적당히 배출한다면 환자의 수도 상당히 감소될 것이다.」 라고 하였다.

만일 윌리엄스 박사의 설이 바르다고 하면 필요한 -모든 증거에 의해 그의 설의 합리성은 인정되는 것이지만 - 정신병원에 근무하고 있는 의사들은 전혀 할 일이 없게 되어버리는 것이다. 윌리엄스 박사의 말의 핵심은 **명석한 정신을 갖고자 하는 데 는 창자의 활동 상태를 안전하게 해야 된다**는 것이다.

그리고 창자의 활동시키려고 생각하여, 만일에 선택을 잘못한 하제를 사용하면 도리 어 환자는 악마가 사는 심연에 빠져 드는 결과가 되어 일생 구제되지 못하게 된다는 것이다.

복부의 근육을 건전하게 - 식사의 배합이고 성질에 주의하여 - 하는 데는 쉽고 싸 게 구할 수 있는 것으로 해결하지 않으면 안 된다. 그리고 자연적인 활동력을 얻게 끔 모든 노력이 기울여지지 않으면 안 된다. 그렇다고 「배가, 창자가」 하면서 얽매 여서는 안 된다.

모든 정신병이 창자에만 주의하면 낫는다고 하는 속단적인 결론을 내려서는 안 된 다. 장마비는 그 제일의 근본 원인에는 틀림없지만 창자 내용물의 배출이 끝났으면 장마비로 인해 잘못되었던 뇌수의 손상 부위를 고치지 않으면 안 된다.

그리고 잘못 되었던 기간 중에 뇌에 새겨진 정신 의식의 기록을 지워버리도록 보건 요양 6칙을 실행하고 「어질게 된다. 어질게 되었다. 능(能)하게 된다. 능하게 되었 다. 착하게 된다. 착하게 되었다.」 하는 암시 작용을 주도록 하는 일이다.

우리들의 모든 생활 장면은 너무나도 많은 정신적 영향의 환경 속에 노정되고 있다. 억제 신경작용이 부족한, 마음이 약한 사람들은 신경쇠약증이나 우울증이 된다. 완전 배출이 안 되게 하고 끝내는 진짜 미친 사람에 가까운 성격이 되어버리는 것이다.

변비는 여러 가지 종류의 정신병을 증대하는 것이라고 하는 것은 확실하다. 그렇게 때문에 건전한 배의 운동을 확립하는 것은 정신병을 경하게 할 것이다. 가령 그것이 모든 환자들을 근치시키는 것은 아니라도 점차로 잘 되게 하는 것이다.

정신병 환자의 치료에 전념하고 있는 많은 사람들에 의해 모여진 증거로 보아 의심 할 여지가 없는 것은 이들의 환자가 일반적으로 변통이 나쁘다고 하는 것이다. 이 사실은 의사보다는 환자를 거들어 주는 간호사들이 잘 알고 있다.

변통이 잘 안된다고 하는 것은 장관이 어딘가에 분변이 퇴적하는 것이다. 이들 독소의 흡수는 바로 뇌세포에 영향을 미치는 것이다. 그렇다면 모든 종류의 신경병이 이들의 독소에 의해 야기되는 것은 아니라고 해도, 심하게 된다는 것을 알았다고 해서 놀랄 것까지는 없을 것이다.

심리학적 방법에 의해서만 어떤 종류의 신경쇠약이든 치료하려는 것은 잘못이다.

내가 건강법을 처음으로 발표할 당시 지금부터 20년 전 그 때부터 10년 정도 사이에는 15, 6종의 잡다한 건강법이나 정신치료법이 우후죽순처럼 속출했다. 그러나 지금에는 거의 없어진 것 같은데, 얼핏 생각된 것이거나 남의 흉내를 낸 것으로는 오래 가지 못하고 무너지는 것이 당연하다.

현대 의업(醫業)의 방향도 잘못되어 있으므로 해마다 새로운 특효약이 줄을 잇고 나왔다가 어느 사이인지 모르게 사라져도 사람들은 조금도 이상하게 생각하지 않는데 아마 원래부터 별로 신뢰하지 않고 있었기 때문이리라고 생각된다.

그러니까 민간에서 일어난 건강법이든가 치료법이라는 것은 10년 정도 계속하면 일단은 좋은 편이다. 시초에는 2, 3명의 의사도 가입해 보기는 했으나 원래 남의 흉내이거나 남이 생각한 것을 조금 변경시킨 것에 불과하므로 근거가 빈약하다.

그러는 중에 밑천이 끊어져 신용을 잃는 것이다. 또 한 편으로는 내용을 바꿔 가므로 신용하는 사람이 없게 되는 것이다.

그런데 나의 것은 발표 이래 20년이 되지만 20년간 빠짐없이 청강하는 전문가도 있다. 그러나 나의 방침이라는 것이 수천년래의 의학 사상을 근본적으로 개혁하려는 것이므로 좀처럼 세간에 용납 될 것이라고 생각하지 않는다.

당초 성급히 반대하던 노인 의사는 세상을 하직하게 될 것이고, 10년 전에 한참 반대하고 공격하든 젊은 의학자는 점차 경험을 쌓게 될 것이고, 학문도 진보할 것이며, 진지한 마음가짐의 의사는 공부도 하게 될 것이므로, 그러는 중에 알게 될 것이고. 알게 되면 들어주기도 할 것이라고 느긋하게 착실히 걸음을 옮겨 왔던 것이다. 그러므로 정신 요법의 선생들도 퇴각하여 버린 것 같은 상태이다.

우리들은 침체 마비된 창자로부터 흡수되는 독소를 신체에서 배출하도록 노력하지 않으면 안 된다. 그 결과로 신경은 적절하게 활동을 할 수 있는 것이다. **백 마디의 설법도 창자의 배설이 있고나서 비로소 효과가 나타나는 것이다.**

두통은 흔히 신경에 원인이 있는 것처럼 보여지나 대개의 경우 변비에 기본이 있는 것이다. 두통은 창자가 약해져 있을 때 더 심하게 된다. 그리고 때때로 창자의 상해가 두통의 직접 원인으로 된다.

3. 두통, 불면증

창자의 배설물을 배설하는 것이 보통의 시간보다 겨우 두 세 시간쯤 늦어지면 바로 두통이 일어나는 환자를 나는 알고 있었는데 나의 건강법으로 나았다. 그래서 나는 「많은 경우 **두통은 팽창된 창자에서 생기는 신경 충동에 의하여 야기되는 것이다.**」라는 의견이다.

약제를 사용하여 두통을 고치는 것은 단순히 효과가 없을 뿐 아니라 위험한 것이다. 그 연유는 약제는 단순히 신경을 마비시키는 데 불과하기 때문이다. 우리들은 두통의 원인을 다른 데서 발견하지 않으면 안 된다.

두통학 등을 전문으로 하는 전문가가 쓴 책도 많이 있기는 한데 결국에는 약제로 처리하는 것으로 되어 있다. 나는 영, 미, 독, 불, 화한(和漢)의 전문서를 읽기도 하고 많은 명상 있는 의사에게 오랜 기간 진료를 받고 있는 환자가 마지막에는 나에게 상담하러 온다든가 하는 경험에서 말하는 것이며, 나의 독단으로 보아서는 곤란한데 그 원인도 창자라고 단언할 수 있을 정도로 확신을 갖고 있다.

이 중요한 **배설 조직의 바른 활동이 회복되지 않는 한 두통은 근치되지 않는다.** 그런데 이렇게 말하면 두통이 무엇이고 창자다, 변비다, 숙변이다 하여 창자에 얽매이고 좀처럼 낫는 것은 아니다. 여기가 제일 어려운 곳으로 정신이 육체를 좌우한다고 하는 것은 많은 실례도 있고 전문의가(醫家)도 인정하고 있는데, 그것을 실제에 있어서 응용하고 있는 것을 듣지 못하는 것이다.

그래서 나는 다른 면에서 정신 요법의 원리도 이야기하지 않으면 안 되겠고 지금 새삼스럽게 유심론을 설명하는 것도 시대에 뒤떨어진 느낌이긴 하나 역사적으로만 설명하고 있는 것이다. 그렇다고 내가 유물론자라는 것은 아니다.

어느 것으로든 지금의 경우 오로지 한 길로 건강법만 충실히 실행하기만 하면 해결되는 것이다. 이 중요한 배설 기관인 **창자야말로 만병의 기본을 이루는 것**이라는 것을 인식하여 주기 바란다. 내가 많은 환자에 관해 반복하여 경험한 바이지만 두통의 이 특별한 원인을 알고서 결정된 치료법이야말로 실로 완고한 병증에 있어서도 효과가 있었던 것이다.

또 하나의 신경 계통의 질병의 징후는 불면증이다. 나는 다른 저서에서 이 불면증 문제를 취급하고 있다. 불면증은 생활상 대단히 부담이 되는 것이며, 그 환자에게는 실로 참기 어려운 것이다. 그런데 불면증은 때때로 변비의 직접적인 결과이며, 소화불량을 일으키므로 불면증이 된다는 것을 여기서 내가 말하는 것은 적절한 일이다. 물론 불면증은 약제에 의해 흔히 일어나게 되는 것이다.

자연적인 수면은 우리들의 생활에 있어서 당연하지 않으면 안 되는 것인데 인체에서 갖가지 다양한 독소를 적당히 배설하고 나서야 비로소 수면은 얻어지는 것이다. 그리고 체독이 신경을 너무 자극하기 때문에 잘 수 없게 되는 것이다.

장마비로 고생하는 많은 환자는 쇠약해지는 것이다. 그러므로 창자의 활동이 바르게 회복하지 않으면 안 되는 것이다. 꿈이나 몽마(夢魔10))는 위장이 과중하게 사용되는 데서 자주 일어난다. 그리고 이와 같은 신체 상태가 악몽의 참된 원인일 때는 정신분석자에 의해 주어지는 것 같은 어떤 신비적인 해석을 탐구하여도 그것은 시간 낭비일 것이다.

나는 북미의 캘리포니아주에서 자동차를 2일간 계속 타는 여행을 시도 했을 때 별로 따로 먹을 것이 없었으므로 감자와 쇠고기와 생선만으로 점심과 저녁을 먹고, 그 자동차에 타고 있는 동안에 꾸벅꾸벅 잠을 잤다. 그 때 무서운 악몽에 엄습되어 다른 승객을 놀라게 한 일을 기억하고 있다.

그 악몽은 정신분석자가 말하는 것처럼 무슨 억압되는 것 같은 감정에 원인하고 있는 것은 아니고 육식과 감자가 나의 소화기관과 투쟁을 일으키고 있는 결과였다. 불면증은 가끔 정신적인 원인을 갖고 있다는 것을 나도 인정한다. 그리고 감정이 격앙해져서 우리들이 휴식을 즐기지 않으면 안 될 때에 잘 수가 없는 것이다.

예를 들면 내기를 해서 자기의 소지금을 모두 잃은 사람은 걱정으로 참을 수 없게 될 것이다. 그리고 혹은 무엇인가 죄를 저지를지도 모른다. 그리고 그 결과는 잘 수 없게 되는 것이다. 이 경우의 불면 상태는 머리에 많은 피를 집중시키는 것은 사고기관이 그 중한 경우를 당하여 선후책(善後策)을 생각하기 위해 머리에 혈액이 필요하게 되어 온다. 그 결과 잠에 못 들고 누워 있다. 그리고 언제까지도 의식이 계속하는 것이다. 의식을 잃고 자는 것은 인체라고 하는 전지(電池)를 다시 충전하는 데

---

10) 몽마(夢魔) : 무서운 꿈을 꾸어서 소리 지르는 것

에 대단히 필요한 일이다. 말할 것도 없이 이때의 충전은 산소도 필요조건의 하나이므로 창을 개방하여 공기의 유통을 좋게 한다는 것은 물론이다.

잠이 안온다고 하는 것은 머리에 혈액이 비교적 적어지면 잘 수 있는 것인데 그것이 안 되는 것이다. 자연은 머리의 혈액을 적게 하여 수면을 취하게 하고 회복시키는 것이다.

만일 불면증이 정신적 방면에 기인하는 것이면 그것은 정신적 치료법으로 고치지 않으면 안 된다. 어느 누구라도 약제를 써서 잠을 자려고 하는 것은 도리어 화를 구하는 일이다. 그 이유는 감각을 둔하게 하고 사고 작용을 지둔(遲鈍)하게 하는 것은 어떤 묘약이라는 수면제라도 그것이 해로운 것임에 틀림이 없기 때문이다.

불면증이 장내의 자가중독에서 올 때 최면제를 마시면 더욱 창자의 장해를 증대시키는 결과가 된다. 우리들은 창자의 팽창, 염전(捻轉), 중첩, 폐색, 협착, 수렴에서 오는 바의 자가 중독을 근절하지 않으면 안 된다.

어째서 창자가 팽창하든가, 염전하든가, 중첩하든가, 협착하든가, 폐색하든가, 수렴하든가 하는 것이다. 그것은 내가 말하는 건강법에 정통하지 않기 때문이다.

시계든 라디오든 그 조립을 할 수 없는 자가 수선을 할 수 있겠는가? 의사 자신이 창백하고, 여위고, 불유쾌한 찌푸린 얼굴을 하고 어찌 남의 병을 고칠 수 있겠는가?

듀이 박사가 『조식유해론』안에서 부르짖고 있다. 「의사여 그대 자신을 고치라」라고 3번 말하고 4번 부르짖고 몇 번인가 독려한다. 우리들의 배설 기관에 유의하고 그리고 배설 기관을 잊고, 장해가 되는 분변을 완전히 배설해야만 우리들은 만병의 원인을 만드는 불면증을 근치할 수 있는 것이다. 이 **불면증과 같이 정신적, 육체적인 피로도 장내에 발생하는 독소의 과중에 기본**하는 것이다.

4. 신경질 히포콘드리즘

신체가 정신에 영향을 미치는 것과 똑 같이 정신도 신체의 각 기관에 현저한 영향을 주는 것이다. 그것은 바로 알 수 있는 일이다. 확실히 정신은 위나 대장도 포함하는 창자에 대해 대단히 큰 영향을 미치는 것이다.

예를 들면 무슨 나쁜 소식을 들으면 우리의 식욕은 떨어지는데 얼마나 위의 활동이 중지되는가를 잘 알고 있다. 또 공포가 얼마나 창자를 크게 자극하는지, 그리고 실제에 설사를 일으키는 것도 우리는 알고 있는 것이다. 설사를 했다고 하여 장벽에 붙어 있거나 주름 사이에 쌓여 있는 숙변이 완전히 제거되는 것은 아니다.

슬픔이나 고뇌나 초조함은 창자에 나쁜 영향을 주고 그리고 창자의 바른 운동을 지둔하게 하는 것이라는 점에는 의심할 여지가 있다. 이에 반해 신념이나 거기서 오는 자신이나 낙천주의나 쾌활은 모든 소화기관에 걸쳐서 분비물을 촉진시키는 효과가 있는 것이다.

위나 창자는 항상 변화하는 심적 상태에 극히 민감한 것이다. 예를 들면 된장국이라든가 스프 속에 한 개의 머리카락이 들어 있어도 대단히 민감한 사람들의 정신으로는 아주 싫은 것이 되므로, 그런 사람들은 계속 식탁에 앉아서 식사를 할 수 없게 될 것이다. 그러나 음식의 결핍이나 전란 등 큰 재난을 겪고 성격이 완전히 변해 지금은 무엇이든 먹으며 음식에 대해 고민을 호소하는 일이 없어졌다고 하는 사람도 있다.

자기가 변비와 소화불량에 걸려 있기 때문에 성질이 까다로운 사람도 있다. 또 자기의 경험에 의해 생긴 불쾌감, 불건강한 정신 상태 때문에 육체적으로 고통을 느끼는 사람도 있다. 식사를 할 때 유쾌하지 않은 사람은 변비인 사람이거나 앞으로도 변비가 될 경향을 갖는 사람이다. 용기나 쾌활은 대단히 잘 소화를 돕는 것이다. 그것들은 신경의 상태를 건강하게 한다. 또 그들은 하복부의 활동을 좋게 하는 데에 도움이 된다.

많은 환자가 치료를 맡은 담당의사로부터 위가 확장되었다느니, 창자가 이완되었다느니 하는 말을 들으면 그 때문에 참으로 고치기 어려운 질병에 빠져버리는 수가 있다. 병이라고 선고된 때부터 소화불량이나 창자의 침체를 가져오는 것 같은 사람도 개중에는 있다.

대개의 경우 위는 상당히 만족하게 그의 작업을 영위하고 있는 것이다. 그러나 이상이 생기고 '야단났구나!' 하는 등으로 암시되든가 하여 자기의 병증을 알게 되면 그것이 질병의 원인으로 되어 버린다. 그러므로 그런 사람은 자기들의 기관을 치료받으면 받을수록 그들의 소화불량이나 변비는 점점 악화되는 것이다.

그러한 신경질적인 사람들이 걱정을 없애고, 현명한 식사법을 하고 좋은 운동 즉, 내가 제안하는 운동법을 실행만 하면 대개의 경우 빠른 회복을 볼 수 있을 것이다.

가령 위가 다소 확장되든가, 혹은 탈수되어 있다고 해도 그것이 그 자신의 활동을 적당하게 하고 있다면 어째서 고민할 필요가 있겠는가? 어떤 걱정의 원인도 육체에 대해 대단히 나쁜 영향을 미치는 것이라고 하지만 대개의 경우 걱정이라는 것은 참된 원인을 갖고 있는 것이 아니라는 것을 알게 될 것이다.

히포콘드리즘(心氣症[11])도 일종의 정신병이며 거기에 걸리면 여러 가지 걱정을 갖게 되고, 그 사람의 내장의 활동도 크게 영향을 받게 되는 것이다. 많은 경우, 히포콘드리즘 환자는 자기의 위나 창자의 작용에 대해 걱정하고 있다. 그리고 때로는 자기에게는 암이 생긴 것이 아닐까 하는 등 상상하게 되는 것이다.

실지로 환자의 망상은 기상천외하다. 때로 환자는 자기의 머리속에 충(虫)이 있다고

---

11) 심기증(心氣症) : 실제로는 병이 없으면서 언제나 병을 두려워하는 정신 장애

공상하든가, 자기의 창자가 감소하여 간다고 생각하든가 하는 것이다. 자기의 건강을 항상 걱정하고 있기 때문에 그 환자는 의기소침하여 자기중심적으로 되고 일체의 것에 흥미를 잃는 것이다. 그리고 환자의 생활은 자기 자신에게 있어서 불행할 뿐 아니라 환자의 친척이나 친구들에게 불행으로 된다. 그런 따위의 생각에만 잠겨 있으면 분비작용이 말라버릴 것이다.

혈액순환을 촉진하면 쾌활하고 정력에 찬 정신 상태가 되어 그 결과 건전한 창자의 작용을 촉진하는 도움으로 된다. 정신이 공포나 근심에서 모면되고 있을 때만 창자의 분비물은 규칙 바르고 풍부하게 나오는 것이다.

이들 분비액에 의해 소화기관의 각 부분에 있어서의 소화작용이 일어나고, 이 복잡한 소화 기관의 속을 음식물이 통과하는 것도 빨라지는 것이다.

장벽을 따라 극히 작은 신경의 무리(群)가 있다. 그리고 그들이 창자의 벌레 같은 운동을 돕는 것이다. 이들 장신경의 중심은 직접으로는 교감신경 조직의 중심점과 서로 연결된다. 그리고 간접으로는 중추신경 조직과 결합하는 것이다. 그리고 이 중추신경 조직은 대부분이 뇌인 것이다.

자신이나 공포의 보도는 마음이 왕좌에서 훨씬 먼 지방에 전해지는 것이다. 그런즉 창자의 작용은 총사령부에서 나오는 갖가지 보도에 따라 약하게도 되고 또 강하게도 되는 것이다.

실제로 만성 변비의 치료는 대다수가 환자 자신의 정신 상태에 달려 있는 것이다. 그러므로 정말로 절망적인 환자는 자기들은 완쾌되지 않는다고 결단해 버리는 사람들이다.

그리고 이제부터의 생애는 악병(惡病)의 노예로 운명지어지고 있다고 생각해 버리는 사람들이다.

PART 7.
식사

| 제 7장 |

식사

1. 육식과 채식

나는 많은 변비 환자 등 갖가지 잡다한 질병에 고민하며, 어떻게 해도 현대 의료로 낫지 않으니 치료를 바란다는 사람들에게, 나의 건강법을 지도하여 낫게 한 상당히 많은 경험을 갖고 있는 것이다.

그리고 내게 온 환자들의 평상시 식사를 주의 깊게 연구한 결과 이 사람들의 75%까지가 변비에 걸려 있는 것을 알고 식사의 잘못이 얼마나 많은 병의 원인을 만드는 것인가를 통감하였다.

그렇기 때문에 식사의 습관이 대다수의 만병의 거의 모두라고 해도 과언이 아닐 만큼의 근원인 변비-숙변 보류자-의 원인으로 되어 있다면, **근본적인 치료법이야말로, 이 식사의 습관 시정의 확립에 의해서 구해져야 한다.**

그런데 내가 제창하는 식사법을 실행할 수 없는 경우든가, 또는 아직 그 진리에 도달하지 못했다든가, 집단생활을 하고 있다든가, 남에게 음식을 부탁하고 있는 때 등 이상적인 식사가 되지 못해 이 숙변 정체를 배제할 수 없는 동시에, 앞으로도 방지할 수가 없는 것이면, 그것은 **반드시 발에 고장을 일으키는 것**이다.

「발은 만병의 기본」으로 되는 셈이다. 그 발의 상해를 평상시 끊임없이 예방과 시정을 하는 생활습관에 까지 추진한다면 인류의 질병은 반으로 줄게 될 것이다.

식사법도 개선하지 않는다. 발의 상해도 고치지 않는다고 하면, 이번에는 **「질병의 원인은 일산화탄소」**하는 것으로 된다. 그런즉 무엇보다 첫째로 니시의학 생활에 주력하고 정진하여 건강을 회복하고 무의식적으로 무엇을 먹든 간에 영양이 되게끔 해야 한다.

또한 질병은 때에 따라서는 식사 이외에 원인이 있는 경우도 있다. 예를 들면, 복부의 근육이 약하게 되었을 때 복근이 이완되어 윤동(蠕動) 운동이 둔하게 되고 숙변을 정체시켜 변비가 되는 일이 있다.

이것은 밤에 잘 때 배두렁이를 걸친다든가, 회로(懷爐)[12]를 넣는다든가 하기 때문에 이완되는 것이다. 이 때문에 분비물이 결핍되어 바른 창자의 운동이 행해지지 않게 된다. 또 신경작용의 조화를 결하는 수도 있다.

이 같은 경우에 있어서 식사 요법도 물론 하지만, 다른 특수 요법에 의해 그것을 보충하는 것이 필요하다. 여성 중에는 무턱대고 여위고 싶다고 원하는 사람이 많았는데 요즈음에는 도리어 살이 찌고 싶다는 사람도 많이 있다. 여위고 싶다고 노력하면 신체의 신경이 기아 상태로 되는 것이다. 그리고 이때에 일어나는 질병은 보통 때보다 심한 것이다.

적당한 운동이 결핍되면 창자는 약화되는 것이다. 먹는 동작은 소화 기관을 따라서

---

12) 회로(懷爐) ; 몸속에 지녀 몸을 따스하게 하는 도구

음식을 내려 보내는 것을 크게 자극하는 것이다. 그러므로 내가 자주 발견하는 것은 실제 아침 식사를 폐지하면 처음에는 여위는데, 건강이 회복되는데 따라서 살찌고 싶은 사람은 살이 오르는 동시에 신체의 모든 것이 좋은 상태로 되므로 여기에 니시 의학 건강법을 하면 좋은 결과를 가져 온다고 할 수 있다.

내 저서를 읽은 분은 짐작하겠지만 나는 깊이 단식의 효과를 믿는다. 이것은 자주 많은 환자를 치유시키는 가장 빠른 방법이다. 단, 단식이라고 말했다고 해도 **영양을 필요로 하는 신체 조직을 굶주리게 하는 것과는 다른 것이다.**

확실히 인간의 창자는 거기에 담겨져 있는 음식물이 창자의 활동에 적합하게끔 요구하는 것이다. 그런 결과로 변비를 근치하고 인체를 건전하게 유지하는 데에 어떤 종류의 음식이 필요한가를 정확하게 이해해야 할 것이다.

창자를 쓰레기통이나 오수통(汚水筒)으로 생각해서는 안 된다. 소장은 영양 흡수 장치이며 대장이야말로 일시의 저류소에 불과하다. 낡은 것을 오래 머물러 두게 할 것은 아니다. 만일 소화가 안 된 낡은 분변을 오래 정체시켰다면 그 결과는 어떤 것일지는 잘 알 수 있을 것이다. 이래서는 건강을 유지하는 일이 불가능하다.

식사는 어떤 것으로 이루어져야 할 것인가를 이해하는 데는 우선 인간은 만물의 영장이라는 것을 기억해야 한다. 인간은 오랑우탄이나 침팬지, 고릴라와는 친척이다. 이들 동물이 인간과 같은 신체이면서 무려 키의 8 ~ 10배의 창자를 갖고 있다고 하는 것은 의의가 있는 일이다.

이들의 동물을 안전한 건강 상태로 유지하고 있는 식사라고 하는 것은 대부분 조잡한 것-불소화세포의 식품-으로 되어 있다. 고릴라는 과일이나 나무의 씨, 나무의 뿌리, 호두 등을 먹고 생활 한다. 그런 식사로 이들의 강한 동물은 길고 건전한 생활을 영위한다. 그리고 이들의 음식물은 우리들의 미개시대의 튼튼한 조상들이 생활하던 것과 같은 음식이다.

우리들의 창자는 개나 고양이 기타 육식동물의 그것과 전혀 다른 것이다. 이들 포유동물의 창자는 신체의 길이의 겨우 3.5배이다. 그러므로 그들의 배설물은 우리들 인간보다 훨씬 속히 제거 될 수 있다. 우리들은 또 육식동물의 창자보다 더 고르지 못한 창자를 갖고 있다.

개구리가 아직 올챙이의 상태에 있을 때는 채식주의자이다. 그리고 대단히 긴 창자를 소유하고 있다. 성장하면 개구리는 육(肉)을 먹게 된다. 그러면 그 창자는 아주 짧게 된다. 배설작용의 견지에서 말하면 이것은 참으로 의의 있는 일이다.

문병인의 창자는 너무 길다고 말하는 외과의사가 있는데, 실은 너무 긴 것이 아니고 창자의 사용법이 잘못되어 있는 것이다. 고릴라와 같은 창자를 가지면서 여우의 식사를 한다면 어떻게 인간은 건강 상태를 유지해 낼 수 있겠는가?

그 문명인의 창자는 병균이 좋은 상태로 번식하는 토양으로 된다. 그리고 그들 병균은 쥐가 번식하는 식으로 급속히 번식하여 전체적인 신체조직을 해하는 것이다. 그러므로 우리들은 건강하게 되려고 하면, 신체의 일부인 창자를 끊어내었다고 해서 목적을 달성하는 것은 아니다.

질병에 대하여 책임이 있는 바의 생활습관을 시정해야 한다.

생선이나, 쇠고기, 닭고기 등을 많이 넣은 식사는 분명히 변비를 일으키는 것이다. 독소라고 해도 겨우 한 번 정도의 일이라면 그다지 중요하지 않지만 이런 독소가 날마다, 달마다, 해마다 흡수되어 쌓일 때는 이것들이 수많은 만성병의 유력한 원인으로 된다고 하는 것은 전혀 놀랄만한 일이 아니다.

변비의 치료에 있어 되도록 고기가 들어있지 않은 식사를 계속하도록 하였으면 한다. **변비 환자는 아주 육식을 금하는 것이 필요하다.** 그러나 반드시 그렇지 않은 것처럼 나타나는 경우도 있다. 하루에 한 번쯤 다소의 고기를 계속 먹어도 도리어 변비가 나았다고 좋아하며 내가 말한 것이 잘못된 것처럼 말하는 사람도 있다.

그들에게 나는 통변은 좋기는 하지만 결과는 2, 3개월이나 지나서 알게 될 것이라고 언제나 분명히 말한다. 그 후에 창자의 상태는 매우 좋다고 말하고 있던 사람이 뇌일혈이 된다든가, 신경통, 류머티즘을 일으킨다든가, 감기에 잘 걸리게 된다든가 하였기 때문에 또다시 의문이 생겼다고 질문하는 사람이 많이 있었다.

변비가 자주 되는 사람은 고기를 계속 먹어서는 안 된다고 하였다. 그런데 마침 생겼기 때문에 하루에 저녁식사에만 조금씩이지만 1개월이나 계속하였더니 변통의 상태가 좋게 되었다고 하는 사람이 있었다. 그래서 내개 항의를 하는 셈이다.

그러자 나는 2, 3개월 지나면 알게 될 것이라고 아무 말도 하지 않고 가만히 있었다. 그런데 뇌일혈을 일으키기도 하고, 심한 신경통으로 고민도 하고 감기가 원인으로 늑막염이 되어 의사도 손을 떼게 되었다.

그래도 환자의 어머니가 열심히 내가 하라는 대로 했더니 큰 회충이 10마리나 나왔다. 흑변, 사변(砂便), 회색변을 5, 6일분이나 배설하니까 말끔히 기운을 차려 건강체로 된 예가 있다. 그리고 앞으로는 결코 육식을 계속 먹지 않겠다고 술회하였다.

육식은 변비가 되게 하는 것이지만, 무른 대변 모양의 설사에 가까운 변을 보게 되는 사람도 있는데 설사를 하는 것도 숙변이 있기 때문이며 통변이 좋다. 매일 나는 배변이 있다고 하면서 고변(古便)을 많이 갖고 있는 사람이 많은 데는 놀랄 뿐이다.

육식을 소량이라도 항상 계속 먹는 사람들이 한번 대단히 완고한 병증에 걸리면, 창자의 활동이 정상 상태를 회복하기까지는 모든 육류, 예를 들면 어패류에 이르기까지도 삼가는 것이 필요하다.

이에 대한 이유는 명백하다. 통례로 인간의 장내에는 두 종류의 병균이 발견되는 것이다. 이 두 종류란 발효균과 부패균으로 불린다. 전자는 전분이나 설탕에 의해 발생된다. 그런데 후자는 단백질에 있어서 발생한다. 단백질이라고 하면 육류나 계란 흰자위 같은 것이다.

다른 말로 하면 **발효균은 야채류에서 발생하고 부패균은 육류에서 생기는 것이다.** 전자의 병균은 해가 없지만 후자의 병균은 위험하다. 위험하다고 말을 해도 「증상은 요법」이라는 데에 철저하면 세상 두려워 할 것까지는 없지만, 그렇지 않은 사람들에게는 위험이라는 말을 사용하는 편이 온당할 것이다.

발효균은 유산이나 초산 같은 산류를 발생시킨다. 소량이기만 하면 이들의 산류는 해가 없다. 이에 반하여 부패균은 신체 조직에 대해 대단히 해롭다. 개나 고양이의 분(糞)에서 나는 냄새는 대단히 고약한 것이다. 육류를 많이 먹는 사람들의 대변은 그 같은 좋지 않은 냄새가 나는 것이 특징이다.

이에 반해 야채를 먹는 동물(원래부터 생야채)의 분변은 거의 냄새가 나지 않는다. 인체에서 배설된 후에도 육식에서 발생하는 독소가 대단히 싫은 것이라면 이러한 오물이 몸 안에 머물러 있으면서, 순환하는 혈액 중에 흡수될 경우는 그 결과는 실로 중대한 일에 틀림없다.

육식자의 음식물은 해로운 것이며 변비가 되기 쉬우므로 장내의 것을 조속히 배설하는 것이 필요하므로 인공적 수단을 강구하게 되는지도 모른다. 단, 하제약을 쓰는 것은 좋지 않다[13].

만약에 그 환자가 치료되고 싶으면 「**생야채를 처음에는 짓이긴 것부터 먹을 일, 목욕은 냉온교호욕, 자는 자세는 평상에 경침으로, 잠옷은 배를 노출하는 것을 입을 것.**」 하면 필연적으로 창자는 반동적으로 윤동 작용을 하게 되어 숙변이 차츰 제거되는 것이다.

바꿔서 말하자면, 우리들은 환자에게 바른 종류의 식사를 공급함으로써 변비를 근치하지 않으면 안 된다. **바른 식사법이란 하등의 부패작용이 없는 야채밭에서 직접 가져온 음식을 먹는 것을 말하는 것이다.**

---

13) 註: 그러나 나의 생각에 따른 하제라면 무방한데 그 간에 발표 할 예정이다.

완고한 병증에 있어서는 육식은 피하지 않으면 안 된다고 말했는데 그것은 정말로 일시적인 것이다. 그 이유는 창자가 유효하게 활동하게끔 재교육이 되면 소화 작용 중 발생한 독소는 완전히 몸 밖으로 배설되는 것이다.

<참고> **밀마그에 의한 숙변 배제법**[14]

(1) 효능
단식, 한천식 또는 생식에 의하지 않고 간편하게 숙변을 어느 정도 배제할 수가 있다.
(2) 방법
1) 밀마그 산형 음용법
제 1일 -한 컵의 생수에 밀마그 차숟갈 하나를 아침 세수할 때와 취침 30분 전에 마신다.
제 2일 - 같이 하는데 밀마그 양을 찻숟갈 둘로,
제 3일 - 같이 하는데 밀마그 양을 찻숟갈 셋으로,
제 4일 - 같이 하는데 밀마그 양을 찻숟갈 넷으로,
제 5일 - 같이 하는데 밀마그 양을 찻숟갈 다섯으로,
제 6일부터 제 10일까지의 5일간은 같이 하는데 밀마그 양을 차숟갈 여섯으로 한다.
제 `11일 - 같이 하는데 밀마그 양을 찻숟갈 다섯로,
제 12일 - 같이 하는데 밀마그 양을 찻숟갈 넷으로,
제 13일 - 같이 하는데 밀마그 양을 찻숟갈 셋으로,
제 14일 - 같이 하는데 밀마그 양을 찻숟갈 둘로,
제 15일 - 같이 하는데 밀마그 양을 찻숟갈 하나로,
제 16일부터 제 20일까지의 5일간은 밀마그를 넣지 않고 생수만을 마신다. 그리고 21일부터 다시 같은 방식으로 한다. 이 방법을 4~6개월 간 반복하면 대충 숙변을 배체할 수 있고 그 후는 1주 1일쯤 적당히 밀마그水를 마시면 된다.

2) 밀마그 1%법 ; 컵 하나의 생수에 밀마그 2g을 넣어서, 아침에 한 컵 점심식사 전 30분과 취침 전 30분에 마신다. 이 방법을 3~6개월 동안 계속한다. 이 밀마그水는 고갈된 숙변에 침투하여, 이를 벗겨서 배체의 목적을 달성하게 한다.

---

14) 譯者註 ; 참고 될 점이 많으므로 동인저〈家庭醫學寶鑑〉에 있는 것을 여기에 첨가한다.

(3) 주의 ; 1)의 방법에 있어서 밀마그 여섯 찻숟갈이 되면 1일 3회쯤의 설사변이 되는 수가 있지만 놀라서 중지하면 안 된다.

밀마그는 진하게 마신다고 좋은 것이 아니다. 생수의 양이 적어서는 배변의 목적을 달하지 못한다. 위산과다, 위궤양 등에는 묽게 해서 마시면 동통을 완해(緩解)한다. 설사를 당해서도 묽게 해서 마시면 멎는다. 이 방법을 행할 때는 숙변이 배제되므로 암을 비롯한 갖가지 질환을 예방 할 수가 있다.

2. 창자를 맑게 하는 음식 [생야채, 감자, 오트밀, 맥류빵, 겨]

변비가 되기 쉬운 자나 변통이 잘 안 되는 사람의 음식물은 주로 곡식류나 야채류 또는 과일이 아니면 안 된다. 그리고 창자를 자동적으로 자극하는 효과를 갖는 용적이 있는 음식물도 필요하다.

이것을 공급하기 위해 적어도 하루에 1회의 식사는 양배추나 근대와 같은 샐러드를 많이 먹어야 할 것이다. 계절에 따라서는 보통의 샐러드 야채를 구하는데 곤란을 느끼는 경우가 있으나 그렇다고 부적당하게 식사를 제한하여도 좋다는 이유는 없다.

양배추의 심(芯)이나 싹, 파, 오이, 시금치, 당근, 무, 배추 등 무엇이고 계절에 따라 구할 수 있는 것을 사용하는 것이 좋다.

물론 날것으로 여러 가지를 먹어야 할 것이고 하루의 양으로선 약 1kg을 처음의 1개월 반 동안에는 짓이겨서 먹어야 한다. 맛이 없다고 해서 먹지 않고 몸이 축이 났다는 사람이 있는데, 과연 그 가운데는 여위는 사람도 있으나 대개는 부종에 걸려 있었던 것이다.

여위게 되니 도리어 다리가 가벼워지고 기분이 상쾌하게 되었다고 좋아하고 있는데 남들이 '여위게 되어서…' 하는 등의 말을 들으면 갑자기 마음에 걸린다든가, 걱정이 된다든가 하는 것이 보통인데, 처음부터 결심을 했으면 누가 뭐라든지 부동의 정신으로 실행하는 것이다.

구미에는 전문의 생야채식 운동의 잡지도 있는 정도이며, 일본에서도 내가 최초로 제창한 당시에는 많지 않았지만 지난 10년래 조금씩 증가하여 온 모양이다.

원래부터 병이 나아서 건강체가 되면 무리를 해서 생야채를 먹지 않아도 되나 쉽게 구할 수 있는 사람들은 도리어 맛이 나서, 이제는 익힌 것은 보기도 싫다고 말할 정도이다.

샐러드류를 그대로 먹을 경우, 특히 그 재료가 적은 경우에는 그것을 먹지 못하는 사람은 이 식사를 할 수 있도록 변비 환자의 소화 기관을 훈련하는 일이 필요하다. 그것은 가능한 일이다. 어떤 경우에도 이들의 샐러드를 먹으면 잘 저작하지 않든 사람도 그 식품을 완전히 저작하지 않으면 안 되게 하므로 대단히 유익하다.

감자는 날것으로 먹지 않는 편이 유효하다. 감자는 대단히 좋은 식품이다. 샐러드와 같이 효과가 있다. 그러나 감자의 껍질을 깎고 그리고 삶는 것은 큰 잘못이다. 그렇게 함으로써 귀중한 무기염이 물속으로 상실되고 그 물은 대개 버려진다.

나는 우리 부인 독자에게 말하고 싶은데, 감자에서 십분 영양을 취하는 좋은 방법은 감자를 껍질 채로 찌는 것이다. 그렇지 않으면 감자를 잘 씻고 나서 닦은 다음에 껍질 째 굽는 것이다.

이 감자의 제일 좋은 부분은 깝질 그 자체와 껍질의 바로 밑에 있는 부분이라는 것은 특히 주목할 만한 일이다. 이 부분에 제일 광물성의 무기염이 많은 것이다.

무엇이든 하루 중 날것을 먹을 때는 소금을 찍어서는 안 되지만 굽든가 삶거나 불을 통한 음식에는 소금을 찍든가 삶을 때 넣든가 해야 한다. 그것은 굽거나 삶든가 하면 식품에 들어 있는 염분이 삼분지 일로 줄어버리므로 화식(火食)이 시작되고 나서 소금을 먹는다는 것이 발병된 것이다.

그러므로 구운 것이나 삶은 것과 함께 생야채를 먹을 경우에는 적당히 가감하여 먹어야 한다. 그러나 생야채만을 하루 중 먹을 경우는 소금은 치지 않는 편이 좋을 것이다.

앞에서 감자만은 날것으로 먹지 않는 것이 좋다고 했는데 감자는 불을 가하는 편이 영양 흡수가 좋다. 감자는 요리하기 전에 세로로 끊는 것이 좋다. 비타민C와 B_1이 덜 말아나기 때문이고 증기가 잘 통과하기 때문이다. 그 다음에 찌거나 삶든가 할 경우도 감자를 가마나 솥에 나란히 붙여서 놓는 일이다.

그러면 껍질은 다갈색으로 된다. 실제로 갈색으로 눋은 껍질은 감자 중에서 맛이 좋은 부분이다. 이 방법으로 요리된 감자를 먹으면 환자는 다만 무기염을 얻을 뿐이 아니고, 거친 음식을 얻게 되기 때문이다. 그것은 창자의 활동 작용에 필요불가결한 것이다.

변통 불량 환자에게 있어서 대단히 좋은 또 하나의 식사는 오트밀이다. 귀리를 거칠게 타고 연하게 삶아서 만들며 된장이나 혹은 다른 맛국물로 야채죽처럼 삶아서 만들며 된장이나 혹은 다른 맛국물로 야채죽처럼 하여도 좋다.

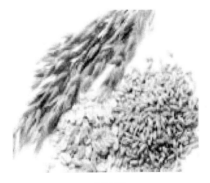

[귀리]

이전에 영국에서 유명한 의학자인 레인 박사가 변비 환자에게 오트밀이 제일 좋다고 말하고 권장하였든 바, 당시의 석학 존슨 박사는 「말이나 스코틀랜드 사람이 여기에 적합한 것이다」라고 말하였다.

이 대학자가 반대하였는데도 불구하고 에딘버러 레뷰지의 창립자이고 또 유명한 작가이기도 한 시드니 스미스씨는 「스코틀랜드는 영국의 코앞에 있으며 캘빈이 난 나라, 오트밀과 유황이 풍부한 것으로 유명하다」고 말했다. 이 말 속에서 오트밀의 가치를 높이 평가하고 있는 셈이다.

과거 몇 대에 걸쳐서 스코틀랜드의 주된 식사의 하나는 오트밀이었다. 그런데 근년에 와서 이 곡류를 먹는 일이 적어졌다. 그것은 노동계급 사람들의 노동시간에 있어서 변화가 그 원인의 일부라고 말하고 있다.

스코틀랜드 고지(高地)의 사람들이 먹는 오트밀죽은 대단히 맛있는 것이라고 제프리 박사의 『변비 치료』중에서 말하고 있다. 그것을 만드는 데는 귀리를 끓이고 있는 열탕에 넣어서 5분간 둔다. 그리고 적당히 식을 무렵에 먹는 것이다.

어떤 영양학자는 「귀리를 이처럼 불충분하게 조제하는 것은 해로운 것이라고 볼는지 모른다. 그러나 이와 같이 요리하는 방법은 특히 변비자에게는 좋은 것이다.」 라고 하는 것은 그 음식이 전부 흡수되는 것을 먹을 수 있기 때문이다.

즉, 그 죽의 어떤 것은 일부가 소화된 채로 장내로 보내는 것이다. 그리고 여기서 거기에 발효균이 발생한다. 그 결과로 이미 일어나기 시작하고 있는 부패 작용은 어느 정도 제한하는 것이다.

오트밀은 또 창자를 청소하고 씻는 효과를 갖는 것이다. 그러므로 이 점에서 뛰어난 요리이다. 다만 먹을 때 주의해야 할 일은 「뜨거운 것을 불면서 입에 넣어서는 안 된다.」 라고 하는 것은 이(齒)나 인후, 식도나 위를 해하기 때문이다. 그것은 적당한 타액량과 함께 잘 씹어야 할 것이다.

다시 맥류 빵에 관해 2, 3의 주의를 쓰고 싶다. 이 빵은 생활필수품으로서 구미의 많은 가정집에서 요리되어 왔다. 그런데 한편, 흰 빵 쪽은 그 질이 너무 잘기 때문에 변비가 되기 쉽다.

그리고 맥류 빵은 변비에 고민하는 자에게는 귀중한 식품이다. 귀리에는 많은 섬유소가 포함되어 있고 이것이 창자의 자극물로 되는 것이다. 그런데 흰 빵이나 조금도 귀리가 들어가지 않은 갖가지 빵은 맥류 빵에 있는 섬유소의 겨우 약 6분지 1밖에 함유되지 않은 것이다.

여러 가지 종류의 정제된 음식물은 변비가 되기 쉬운 것이므로 맥류 빵은 모든 변비자에게 있어서 대단히 효과를 갖는 것이다. 뿐만 아니라 그것은 흰 빵보다 훨씬 많은 자양분을 포함하고 있다는 사실이다.

과연 흰 가루를 만드는 제분업자는 자기들의 제품을 형편이 좋도록 말하는 것이다. 그러나 진실을 말하면 **자연에 가까운 곡식 가루일수록 자양이 많은 것이다.** 그리고 유효 성분을 벗겨버린 것 같은 것들은 쓸모가 없다.

곡류의 불소화물인 겨에 관해 그것은 자극물이라고 생각하는 사람도 있다. 그러나 그것은 전혀 잘못되어 있다. 보통 그 겨는 입 안의 점막이든 또 위나 창자의 점막이든 심하게 자극하는 것이다. 음식이 입속에 들어가면 혀는 그 음식물의 전부가 처리될 때까지는 작업을 계속하는 것이다.

그와 똑 같이 위나 창자는 겨가 모두 통과하여 소화 기관의 말단에 도달 할 때까지 활동을 계속하는 것이다. 거친 음식물이 필요하게 될 때는 어른은 하루에 숟갈 하나 가득히(어른 1일 6g, 소인 3g, 유아는 불용) 겨를 섭취하면 좋은 것이다.

일체의 거친 음식물이나 불소화물은 완전히 저작되지 않으면 안 된다. 그 때에는 치아나 타액이 이용되는 것이다. 결장염이든가 복통의 경우 겨를 써서 좋은가 어떤가 하고 나는 가끔 질문을 받는다.

정말 창자에 심한 염증이 있을 때는 생야채를 5종류 이상 되도록 잘게 짓이겨서 먹는 것이다. 그리하여 1개월 반(45일) 계속하고 나면 점점 거칠게 한 것을 먹도록 하여도 무방하다. 그것은 지금까지 모두 삶아서 먹고 있든 위장의 습관상, 새로 생야채식에 익숙해지는 데에 1개월 반은 걸린다고 하는 것이다.

누구나 겨나 거친 야채 등을 먹는 것은 현명하지 않을 것이나 만성 상태에 있어서는 사정은 다른 것이다. 뢴트겐으로 조사해 보면 대개 알 수 있는 일이지만 오른쪽 창자는 부풀어져 있고 거기에 음식물의 잔재물이 축적되어 있다. 그 잔재물은 일시적으로 그 곳에 있는 것임에 틀림없다.

창자의 오른쪽 아래의 복통은 자주 변비가 되는 사람이 많은 활동을 하여 땀을 흘리고는 수분, 염분, 비타민C의 보충[15]을 태만히 하면 충수염 즉, 맹장염이 될 염려가 있다.

또 창자의 오른쪽 상부의 압통은 고변(告便)이 정체하여 왼쪽 반신에 뚜렷하지 않은 것 같은 증상을 나타내며, 중풍이거나 졸중(卒中)의 위험이 있는 증거이다. 그러므로 참된 치료를 하기 전에 완전한 대청소가 시행되지 않으면 안 된다.

아래쪽을 향하고 있는 창자가 수축되고 있을 경우 이것은 그 점막을 박테리아가 침범함으로써 야기된 것임이 통례로 판명되는 것이다. 환언하면, 이 질환은 창자의 불결 상태의 소산이다. 그래서 창자의 상태가 아주 변화해버리는 것이 틀림없다.

잘 저작된 조잡한 음식물은 위쪽으로 향하는 창자의 활동을 알맞게 자극하는 것이다. 그리고 여기에 첨가하여 평상 위에 바로 누워서 붕어 모양의 척추 정제법을 하면 복수(腹水)를 이용하여 창자를 세척하는 것이 되어 장통(腸痛)을 근치하는 데에 도움이 된다. 장통의 치료에 있어서는 이점에 유의하지 않으면 안 된다.

창자의 건전법과 치료 수단으로서 겨는 대단히 유효하다는 것을 알 것이다. 이물질

15) 註 ; 비타민C의 보충은 감자로 하는 것이 상책이다.

은 적당히 습기가 가해지고 가열되면 젖은 종이처럼 유연하게 된다. 겨는 충격물이라고 보여 지기도 하지만 이것은 대부분이 흰 가루를 정제하는 일에 종사하는 사람들이 선전에서 나온 것이다. 내가 아는 범위로는 이 점에 관하여는 특히 정미에 이어 제분업자에게 있어서도 물론 죄가 있는 것이다.

분변을 배설하고 창자를 세척하는데 도움이 될 만한 음식은 무엇이거나 이미 만성 상태로 된 것 같은 장통(腸痛)이라도 치료하는데 효과를 볼 것이다.

구미에는 비타 위이트(Vita-Weat)같은 바삭바삭한 대단히 좋은 빵이 있다. 그것은 전부 맥류로 만들어진 것이다. 그리고 특별한 방법으로 만들어지고 대단히 바삭바삭하므로 완전히 저작하지 않으면 안 된다.

나는 이와 같은 빵이나 맥류나 비스킷을 권장하는 것이다. 왜냐하면 그것들은 턱이나 치아의 운동이 되기 때문이다. 이미 말한 것처럼 생야채류는 변비의 치료에 유효하다. 그리고 그것 등은 다만 창자에 기계적 활동을 일으키므로 필요할 뿐 아니라 알칼리성 유기염을 함유하므로 유효한 것이다.

이와 같이 기계적 및 화학적 특성을 고려하면 다음과 같은 야채는 특히 권장할 가치가 있는 것이다. 즉, 상추, 시금치, 근대, 양배추, 샐러리, 파, 토마토, 무, 당근, 배추, 방풍, 고추잎 등이다.

주의해야 할 점은 분쇄한 감자는 거의 효과가 없는 것이나 단, 감자도 구워서 껍질채로 먹으면 매우 유용한 부식물이다.

3. 정제된 것은 좋지 않다

과일도 또 변비 환자의 식사에는 유용한 것이다. 미국에서는 쌀이나 보리와 같이 감귤류(柑橘類)도 중요한 식품에 들어있는데 일본에서는 사치품으로 되어 있다. 차차 중요 식품으로서 취급하게끔 되면 더 싸게 구입할 수 있을 것으로 생각 한다. 매실도 무화과도 건포도도 좋은 것이다.

그것들은 기계적 만이 아니고 화학적 효과가 있기 때문이다. 이들은 귀중한 당분이 함유되어 그 당분 때문에 발효균이 발생하는 것이다. 그리고 발효균은 육식에 번식하는 부패균을 멸살하는 것이다. 부패균의 독성은 창자를 마비시킨다. 그런데 한편 발효균은 해가 없고 창자에 대해 자극제로 작용하는 것이다.

흰 설탕은 좋은 것이 아니다. 더구나 흰 설탕은 원래 죽어 있다. 첫째로 흰 설탕을 계속 사용하면 석회(石灰)를 빼앗아서 심신상의 장해를 가져오는 것이다. 석회는 치아나 뼈의 주성분을 이루고 특히 뼈 속에는 온몸의 석회량의 85%가 포함되어 있는데, 주로 인산염의 형태로 존재한다.

그 주요한 작용은 혈액에 응고성(凝固性)을 주어서 심장의 기능을 조절하기도 한다. 또 식균 작용을 증가하고 세균에 대한 신체의 저항력을 증가한다고 하는 중요한 작용을 한다.

그러나 과일의 당분이나 벌꿀, 흑설탕이라면 살아있으므로 대단히 유효하다. 내가 경험한 바로는 이슬(露)이 떨어지듯 싱싱한 매실을 규칙적으로 먹고 경한 변비가 나아버린 것 같은 경우가 많다.

변비의 치료에 효과가 있다고 판명되는 다른 과일 중에는 살구, 딸기, 버찌, 복숭아, 밀감, 파인애플, 멜론 등 이외에 사과나 배도 넣어야 한다. 단, 익지 않은 과일을 따서 이것에 흰 설탕 등을 넣어 가공해 먹는 것은 잘못이다.

우리들은 가능한 신선한 과일에 식탁염이라도 묻혀서 먹도록 노력해야 한다.

「**자연의 작용에 가공할 수는 없는 일이다.**」라는 의미는 실험실이나 공장에서 인공적으로 만들어지는 소위 과학적인 음식물을 공급하는 화학자에게 의뢰해서는 안 된다는 것이다.

세간에는 치아나 치근, 소화기관이 크게 손상되고 있는 사람이 있는데, 그것은 모두 부드럽고 정제된 음식을 먹기 때문이다. 우리들은 자연으로 돌아가지 않으면 안 된다. 그리고 우리들의 음식 중에 어떤 것은 날것대로 먹어야 한다.

겨나 맥아(麥芽)를 우리들이 섭취하는 빵에서 제거해버리는 것은 안 된다. 밀가루를 흐린 날씨에 공기 소통이 나쁜 곳에 쌓아 두어서 물궈지거나 한 경우에 알칼로이드[16]성의 독균이 발생하며 이것으로 빵이든가 수제비, 우동 등을 만들어 먹으면 바로 토사가 난다든가 발진, 발열을 하는 경우가 있다.

그러므로 날것을 쌓아놓아 상하지 않게 해야 할 것이다. 하기는 니시의학에서는 토사를 해도 생수만 마시면 별 지장이 없지만, 그래도 토하고 사하는 것은 안한 것만 못한 것이다.

어느 것이나 밀가루든 설탕이든 흰색으로 정제한 것은 모두 좋지 않은 것이다. 생활 필수품을 너무 지나치게 가공하므로 이로 인해서 중개인의 이윤은 너무 많고 수요자의 부담은 증가하는 것이다.

그들은 그 식품이 혈액을 맑게 한다고 주장하는 것이다. 그러나 혈액은 천연산(天然産)의 건전한 식품에서만 얻어진다는 것은 확실하다. 식품의 가장 귀중한 요소를

---

16) 알칼로이드(Alkaloid)는 자연적으로 존재하면서 대개 염기로 질소 원자를 가지는 화합물의 총칭이다. 알칼로이드는 천연물이나 이차대사산물의 일종으로, 박테리아나 균류, 식물, 동물을 비롯한 다양한 생물군에서 얻을 수 있다. 다른 생체에 대해 독성을 띠는 것이 많다

제거하거나 해로운 요리법으로 일부분이 파괴되어 버린 음식에서는 깨끗한 피는 결코 만들어지지 않는다.

우리들에게 유능한 위나 창자가 주어져 있다는 사실에 의해서도 알 수 있듯이 자연은 우리들이 정제한 식품이 아닌 불소화물, 즉 섬유질을 포함한 음식을 먹고 살도록 기획하고 있다.

단, 불소화물을 먹고 분변이 축적하여 창자가 팽창하는 것은 우리들이 정제한 식품을 먹기 때문이다. 그 이유는 그들의 식품이 창자 속에서 침체되어 장벽의 주름 사이에 붙어버리기 때문이다. 부패에서 생기는 독소인즉 위험한 것이다. **우리들의 식사에는 많은 유기적 무기염이 없으면 안 된다. 그것은 과일이나 야채류에 들어 있다.**

4. 환약은 좋은 것은 아니다

「동물에게 식사를 실험해 보는 것은 많은 경우 불필요하다.」라는 것은 상식이 있으면, 또 자기가 주의해서 관찰하여 보면 동물을 실험하지 않고서도 잘 알 수 있기 때문이다. 단, 이런 실험도 있으면 그것은 대단히 유익하기는 하다.

영국의 학술협회지에 막카리슨대령의 강연이 실려져 있었다. 거기에는 원숭이에게 어떤 실험을 한 것이 적혀 있다.

「이들의 원숭이를 집안에서 다른 우리 속에 별거시켜 두었던 것이다. 한쪽 원숭이에게는 비타민이 풍부한 건전한 음식을 주었다. 다른 원숭이에게도 이와 같은 식품을 주었지만 그 음식은 오래 가열하여 비타민C가 파괴된 것이었다. 처음 말한 원숭이 무리는 완전한 건강 상태에 머물러 있었다. 그러나 나중에 말한 원숭이 무리는 적리(赤痢)에 걸려 버렸다.

비타민이 결핍되는 결과 소화기관을 통하여 대단히 뿌리 깊은 손해가 주어지는 것이다. 그러므로 건전한 음식을 준 동물이 건강하고 한편 광물질이나 비타민이 결핍된 음식을 먹은 동물은 병에 걸린다.」라고 하는 것은 다 아는 사실로 이것을 증명하기 위해 실험을 하는 일은 거의 불필요한 것이다. 이런 결과는 인간의 무수한 환자에게서 관찰되기 때문이다.

많은 병으로 고민하는 사람들은 때로는 어쩔 수 없이, 때로는 찾아서 무기염이나 비타민의 결핍을 가져온다. 다소라도 정제된 식품을 먹고 생활하는 일반인이 그런 창자가 효과적으로 활동하기를 기대하는 것은 불가능하다. 창자가 마비되어 분변이 침체하는 것은 창자가 해야 할 일이 없기 때문이다.

환약은 창자가 요구하는 용적을 공급하지는 못한다. 그뿐만 아니라 창자는 환약 속에 포함된 물질을 도리어 싫어하는 것이다. 그러므로 창자는 그것을 격하게 몸 밖으로 배설하는 것이다.

그 결과 필연적으로 만성 변비, 만성 숙변 보류자가 되는 것이다. 변통이 나쁘다고 한탄하는 사람은 평소에 밤에 잘 때에 배를 노출하도록 해야 하는 것이다. 여름이니까 나체로 자는 것이 아니고, 한중(寒中)에 평상 위에 나체로 자도 손발이 차게 느껴지지 않는 사람은 여름철에도 나체로 잘 수 있는 자격이 있는 사람이다.

그렇지 않은 사람은 여름에도 잠옷을 입고 자는 것이 좋다. 그리고 배의 부위를 뚫어 노출하도록 연구하는 것이다. 음식으로 말하면 완전히 표백한 것 같은 정제된 흰 빵보다는 조제된 맥류 빵을 먹는 것이 좋다.

가령 입수했다고 해도 흰 설탕이든가 사카린 같은 것을 쓰지 말아야 한다. 벌꿀이면 무방하지만 되도록 생야채나 과일은 많이 먹어야 한다.

거친 음식은 배설물에서 적당한 용적을 지닌다. 이리하여 창자를 깨끗이 씻어 내는 데에 도움이 되는 것이다. 우리들은 매일 일정량의 미식(美食)을 할 필요는 없지만, 결핍적이 아닌 식사를 해야 할 것이다. 그리고 창자를 위해서 우리들은 또 일정량이 불소화물을 필요로 한다.

우리들이 목적으로 하는 바는 이들 두 종류의 식품들을 바르게 조절하는 데에 있다. 일반적으로 수많은 사람들이 쉽게 범하는 과오는 그들의 음식이 너무도 부드럽게 되어 있다는 점이다.

문명인의 수백만 사람들이 소비하는 대표적인 식단표를 본다면 그것은 달걀, 생선회, 쇠고기, 조육(鳥肉), 생선의 연한 곳, 삶은 야채나 감자, 밀크, 푸딩 및 백미로 연하게 지은 밥이나 흰 가루로 만든 빵, 과자, 비스킷 등이다.

대부분 이런 식품을 먹고 있었던 것이며, 또 그것이 목적이었다. 그런데 오늘날에는 이것이 입수되지 않는다[17]. 지금까지 간단히 구할 수 있었고, 이것이 위생적으로 영양이 만점이라고 생각되고 있던 것이 도리어 구하기 곤란하게 되었다.

이미 정신적으로 지고 있다. 그 위에 실제로 섭취하지 못하게 된다고 하면 그것이 육체상에 미치는 영향은 어떤 결과가 될지 미루어 알 수 있을 것이다. 이들의 음식은 거의 전부 흡수되어 버린다. 그리고 잔재물이 불충분하므로 대장 속에 적절한 용적을 공급할 수 없는 것이다. 이 때문에 배설 작용은 둔하게 된다.

그리고 음식물의 잔재물은 장벽에 점착하여 퇴적되는 경향이 있다. 그리고 만일 단백질(어육, 수육, 조육, 치즈 등)이 많으면 유독물이 발생하여 박테리아가 무수히 증가하는 결과가 된다.

그리고 섭취하는 음식물의 잔재물이 적어져서 이로 인해 창자가 침체하게 되면, 문명인을 괴롭히는 수많은 질병이 발생한다.

---

17) 譯者註 ; 입수되지 않는다는 점은 전후 일본의 사정일 것으로 사료됨

오늘날 병에 걸려서 자택에서 요양하는 사람, 병원에 입원해 치료를 받고 있는 사람, 그들은 갖가지 잡다한 원인으로 병에 걸려 있는 것이 틀림없다. 그들은 평소에 먹고 있는 음식이 사실은 문명병에 걸리게 하는 음식인데, 사람들은 도리어 병자에게 가장 적합하여 병이 몸을 회복시키는 것으로 착각하고 있다.

이런 이유 때문에 병이 시원하게 낫지 않는 것이다. 그 위에 발열, 발한, 구토, 설사, 경련, 오한, 전율, 토혈, 각혈, 발진, 종창, 혼수, 권태 등의 증상을 큰 질병인 것처럼 생각하는 따위로 모든 것이 잘못되어 오고 있는 것이다.

5. 섬유질 섭취가 필요

고대 로마의 병사들은 작은 손절구와 밀이나 곡류의 부대를 휴대하고, 필요에 따라 그것을 절구로 거칠게 찧어서 먹었다고 한다. 미개사회에 있어서는 오늘날에도 곡류는 다만 찧기만 할 뿐이다.

그러나 공업이 발달한 나라에서는 단순히 곡류를 기계적으로 빻아서 전분과 겨를 나눌 뿐 아니라, 또 화학적으로 그 가루를 표백하여버리는 것이다. 이 때문에 오늘날 변비 환자가 대단히 많은 것은 이미 놀랄만한 일이 못되는 것이다.

숙변 보류자는 부드러운 음식, 빵이나 우동 같은 분식 특히, 각종 육류나 달걀 등을 먹지 않도록 해야 한다. 이들의 것은 비교적 빨리 부패하여 해로운 독소를 발생시키는 것이다. 그리고 빵이나 우동 같은 분식을 섭취할 때는 반드시 생야채식을 병용하도록 노력하지 않으면 안 된다. 창자가 소화가 안 되는 어떤 종류의 잔재물에 의해 세척되어야 한다는 것은 배의 건강상에 있어 필요불가결한 일이다.

개에 있어서도 단순히 육류만 먹으면 건강이 급속이 무너진다. 그래서 개는 그 체격을 유지하기 위해 창자가 세척되도록 해야 한다. 그 때문에 뼈도 필요한 것이다.

북극에 사는 에스키모의 성인이 하루에 섭취하는 어육이나 수육의 단백질은 280~330g이라고 한다.

그들 에스키모가 사는 곳은 언제나 추위가 눈으로 폐쇄되고 야채와 같은 섬유질이나 탄수화물의 식품을 얻지 못하므로 에스키모에는 장수자는 없고 단명 한다. 단백질의 과식은 중독을 일으키기 때문이며, 신장의 과로는 노쇠를 빠르게 하여 신장병으로 죽는 자가 에스키모의 태반을 차지한다.

농업에 종사하는 일본 사람들이 비교적 단명하다는 것은 푸른 하늘 아래 노동으로 땀을 많이 흘리고는 수분을 충분히 공급하고 소금기가 많은 것을 먹고 야채유를 먹기 때문에 몸 안에서 자연히 단백질이 화성(化成)된다.

그 위에 농가의 최근 수입으로 보아 어육, 수육이 풍부하게 식탁에 오른다. 이것도 신장 질환이 많은 것을 말해 주는 것이다.

인간의 치아는 턱은 물어뜯도록 만들어지지 않았다. 그러나 굳은 음식이나 여러 가지 종류의 야채식을 잘 씹어서 깨뜨릴 수는 있는 것이다.

우리들의 치아로부터 그 본래의 임무를 빼앗은 것은 근래의 제분소이다. **치아에 적당한 작업을 주는 것이 빠르면 빠를수록 우리들은 치과의사가 필요 없게 되는 것이다.** 창자가 침체되어 실업하는 따위의 일은 없게 될 것이다.

거친 음식을 소화하면 직장이 가득 차게 될 것이다. 그렇다고 걱정할 것이 없다. 굳은 배설물을 만드는 것은 도리어 부드러운 음식이다. 불소화물이야말로 부드러운 질소를 함유한 잔재물을 분해하여 장신경을 기계적으로 자극하는 것이다.

그리고 장신경의 본래의 역할은 창자 배설을 요구하면 이것을 뇌에 전달하는 일이다. 또 이 같은 불소화물이 해면의 역할을 한다. 그리하여 장내에 들어오는 수분을 흡수하는 것이다.

어떤 숙변보류자도 식사라고 하면 명백하게 야채나 껍질을 깍지 않은 과일이 들어 있지 않으면 안 된다. 야채나 과일의 섬유는 점막을 자극하는 데에 도움을 주고 소화액의 분비를 많게 하는 것이다.

이들의 과일을 먹으면 몸에 유익한 박테리아가 발생하여 그 때문에 분변의 용적이 증가하는 것이다. 이런 것이 창자에 들어가면 부드럽게 정제된 식품보다도 더 속히 장내를 통과한다. 그리고 만일 식사에 육류가 포함되어 있을 경우에는 그 분변이 부적당하게 장내에 머물러 있지 않도록 하는 것은 대단히 중요한 일이다.

상당히 긴 기간 일반인들은 조잡한 음식을 먹고 있다는 생각에 놀란 모양이다. 그러한 음식물은 섬세한 위장을 해롭게 할 것이라고 두려워하는 것이다. 소화가 안 되는 것을 먹어도 그것은 그대로 배설해버리므로 무익한 것이라고 매약상(賣藥商)에게 들은 것이다.

그러므로 일반 대중은 쉽게 소화되고 되도록 적은 잔재물을 갖는 음식을 먹는 것이 필요하며 그것이 또 영양이 된다고 확신하게 된 것이다. 그리하여 이들 소화가 잘 되는 식품은 대단히 잘 팔렸다.

그러나 그들의 생각은 전혀 잘못되어 있다고 나는 지적하였던 것이다. 소화 기관이라고 하는 것이 있는데, 이미 소화된 식품을 먹는 것은 무릎을 삐게 하고 협장(脇杖)에 의지하는 것과 같은 것이다. 그 무릎의 상처는 아마도 더 나쁘게 될 지도 모른다.

그것을 처음대로 고치는 데는 모관 운동이라는 특수한 방법을 하면 되는데 경우에 따라서는 부목을 대고 하지 않으면 안 되는 것도 있을 것이다.

그중에는 천정에서 밧줄을 내려서 발목을 가볍게
매어 무릎에서 발까지의 중량이 무릎에 걸리지
않도록 밧줄 편에 중량을 의탁하고 모세관 현상
발현법 운동, 약하여 모관 운동을 한다면 어떤 심
한 상처를 입은 무릎도 안전하게 나을 터인데, 그
것을 고치지 않고 두면 영구히 협장에 의존하지
않으면 안 되게 된다.

그와 같이 위도 또 일을 맡겨야 한다.

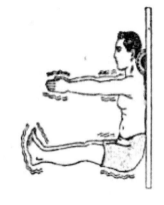

[모관운동]

나는 소화불량이나 변비의 만성 환자를 많이 고
친 경험을 가지고 있다. 그 중의 음식에 관한 방
법은 이미 소화되어버린 음식을 준 것은 아니고 자연 요법에 따랐던 것이다.

말할 필요도 없는 일이나 식사 **요법은 환자의 개인적 수요에 조화되어야 한다. 그리고
다른 편에서는 6대 법칙의 등배 운동이나 제3, 4의 붕어 운동과 모관 운동을 할 필요가
있을 것이다.**

변비의 치료와 예방에 소용이 되는 식사로 나는 그것이 일반적인 식사법이라고 인
식하면 좋다고 말할 것이다. 질병에 걸려있는 사이라든가, 나면서부터 병약하든가,
상처를 입었다든가, 무엇인가 중독에 걸렸다든가 하는 경우에는 특수한 식사 요법을
지키는 수도 있고 너무나도 맛이 없는 식양법이라고 혹평을 받는 수도 있는데 이것
도 고치기 위해서는 어쩔 수 없는 일이다.

모든 사람이 아침에 일어나서 배뇨 혹은 배변이 끝났으면, **세수하기 전에 물로 입을
양치질하고 생수를 한 컵 마실 것, 그것이 끝나면 감입전즙(柑葉煎汁) 18cc[18]를 마신**

---

18) 1홉을 10일간에 나눠서 마시는 1일분

다. 그 때에는 차를 마시면 안 된다. 비타민C는 산이므로 알칼리성인 엽차를 동시에 마시면 위속에서 중화되어 비타민C가 소멸되므로 무효가 된다.

그리고 나서 6대 법칙의 제 3인 붕어 운동을 한다. 제 4의 모관 운동을 한다. 5의 합장 합척을 하고, 마지막으로 나머지 6인 등배 운동을 한다. 그리고 만일 시간이 있으면 아래에 그림으로 소개된 자기진단법이라고 부르는 방법을 행하는 것이다. 땀이라도 났으면 다시 감입의 전즙을 컵의 생수 중에 10~20cc를 섞어 마시도록 한다.

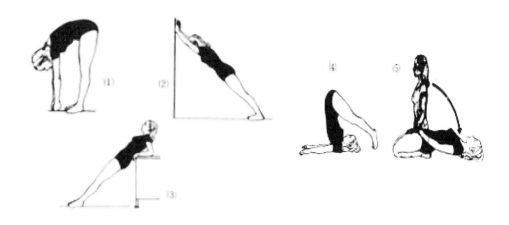

[자기 진단법 5가지 ; (1)처럼 양다리를 곧게 펴고 직립하여, 무릎을 굽히지 말고 주먹을 쥔 채 지면에 닿는가.
(2)처럼 벽에 기대고 서서, 지면과 30°의 각도 정도로 경사되게 하고, 뒤꿈치가 지면에서 떨어지지 않게 할 수 있는가.
(3) (2)의 반대로서 발끝이 지면을 떨어지지 않게 할 수 있는가.
(4)처럼 반드시 누워서 양 손을 방바닥에 붙이면서, 몸을 뒤집어서 발끝이 방바닥에 닿는가.]

조식을 폐지하고 있는 사람은 별도로 하고 먹고 있는 사람들은 발한 된 때에 한하여 깨소금을 적절히 섭취해야 할 것이다. 조식도 가능한 폐지해야 할 것이지만, 아무래도 없앨 수 없는 사람은 생야채에 소금을 찍어서 먹는 정도로 좋은 것이다.

삶든가 굽든가 하여 불을 통하게 했을 때는 식염은 절대로 필요하지만, 생야채만을 먹을 경우에는 식염을 쓰지 말 것. 그러나 지금의 경우 점심이나 저녁에 삶든가 굽든가한 것을 먹고 있는 사람이 아침만 생야채를 먹을 경우에는 소금을 찍어 먹지 않으면 안 된다. 과일이라도 사과라도 밀감이라도 오이라도 좋은 것이다.

6. 대장에는 어떤 자극이 필요하다

평상시에 위장기능이 불완전한 사람은 일시적인 방법으로서 저작법을 응용하는 것도 하나의 요법이다. 하지만 저작법 만을 시종 실행하고 있으면 위장의 건강은 현저하게 좋게 되는데 반대로 대장 내에는 분변이 퇴적하게 된다.

그래서 숙변 체류가 되거나 반대로 분변이 퇴적하여 숙변 체류가 되기도 하고 이는 뇌혈관을 마비시켜서 대개의 경우 언어장해를 일으키게 되는 것이다.

평상시에 불을 가한 분식을 먹고 있는 사람이 중풍이든가 손발의 마비자가 되는 것도 장마비로부터 뇌혈관이 이완하여 뇌신경부전이 되기 때문이며 드디어는 언어장해증에 이를 두려움이 있으므로 만일 실행한다면 다음과 같이 한다.

처음에는 대체로 한 입에 50회 씹기를 6개월간 즉, 한 식사에 약 2,000번 저작하는 것이 되며 약 30~40분을 요한다. 이어서 한 입에 12번 씹기를 1개월간, 즉 한 식사에 400~500회로 하고 대체로 1년 걸려서 조금씩 보통의 식사 방법으로 복귀하는 것이다.

저작법은 어디까지나 일시적인 요법으로서 응용해야 할 것이며, 만약에 이것을 장기적으로 계속 할 때는 앞에서 말한 것처럼 끝내는 장마비를 가져와서 언어삽체(言語澁滯)나 장폐색을 일으킬 염려가 있다.

어째서 저작을 이런 모양으로 귀찮게 하지 않으면 안 되는가 하면, 지금까지 저작을 제창한 사람들이 처음에는 상태가 좋았는데 뒤에는 언어장해에 빠진다든가, 중풍에 걸린다든가 하여 끝내는 저작을 제창할 수가 없게 되는 것이다.

저작을 여러 해 실행하여 그 때문에 창자가 마비되고 분변이 정체되어 드디어는 뇌신경의 기능이 정지되고 뇌혈관은 경화되어 부서지기 쉽게 되고 나아가서는 뇌종양을 만들게 되는 경우와 반신 또는 전신의 신경마비를 일으키게 될 때는 소위 수족의 마비든가 중풍이든가 하는 난치병에 걸리게 되는 것이다.

그런 것이 저작에 먼 원인(遠因)이 있다고는 전문 의사까지도 알아차리지 못하는 상태이며 위장은 건전하게 되었는데 다른 관계가 없는 뇌연화증에 걸릴 것이라고 판단하고 대개는 체념하게 되는 것이다.

의사까지도 중풍이나 뇌일혈이 되는 것이니까 우리들 보통 사람이야 걸리는 것도 무리가 아니라고 혼자서 판단하고 있는 것을 볼 때, 그때마다 나는 20수년이나 전부터 건강법을 부르짖고 있는데,「불완전한 현대 의학에 사로잡혀 있는 많은 대중이 언제 구원 될 수 있을 것인가…」하고 항상 장탄식 한다.

때 마침 이 원고를 쓰고 있는데 군마현에서 찾아 온 모 회사 사장이 부인을 국립병원에 입원시키고 있었는데 조금도 낫지 않으므로 퇴원시켜 집에서 니시의학으로 요양을 실행하고 있었다는 것이다.

그런데 다행히 부인의 병의 경과가 아주 좋아져서 금후의 치료 방법을 어떻게 하면 좋을지를 몰라서 가르쳐 주었으면 하는 것이었으므로 나는 **결국은 배의 청소이며 창자를 청결하게 하는 일**이라고 대답하였다.

그렇게 하는 데는 **각탕법을 하여 땀을 내고 수분, 연분, 비타민C(이것은 갑입전즙으로 보급)의 보급을 하고 완하제를 쓰든가 어떻게 하든가, 설사를 하도록 수단을 강구하는 것**이다. 설사를 하면 생수를 조금씩 마셔서 몸 안의 암모니아 생성을 조금이라도 방해하지 않는 것이 배의 건강에서 첫째로 가는 일이다.

7. 변비의 식사 요법

모든 음식은 타액과 완전히 섞여야 한다. 또 부드러운 음식은 변비를 근치하고 싶다고 생각하는 사람들은 먹어서는 안 된다. 만일에 그런 사람들이 죽 같은 부드러운 요리만을 먹고 있다면 끝내는 대단히 완고한 변비증이 되어버린다.

굳은 것을 입에 넣고 1, 2분간은 저작을 하지 않으면 안 된다. 그렇게 하면 침이 충분히 음식물과 잘 섞이게 되는 셈이다. 그러나 치아를 뽑아서 자기 이(齒)가 없는 사람은 부드러운 것이거나 짓이긴 생야채를 몇 가지 섞은 것을 먹어야 할 것이다.

나는 여기서 한 마디 하고 싶다. 「인간은 알맞게 먹어야 할 것이다」라고 하는 것은 변비는 실제로 소화 기관에게 과중한 부담을 시키는 것이므로 소화 기관의 신경은 부적당하게 자극되어버린다. 그리고 그 다음부터 일하지 않게 되는 것이다.

언제나 약간 공복을 느낄 정도에서 식탁을 뜨는 것이 좋다. 만복감이 있어서는 안 된다. 많은 양의 식사를 한 후에도 또 호두를 먹는다든가, 곶감을 먹는다든가, 땅콩이나 초콜릿을 먹는다든가 하는 사람이 많다. 그것은 크게 소화 작용을 방해하는 것이다.

즉, 음식으로 하여금 식도를 통과시키는 장파의 자율적 율동에 간섭하는 것이다. 그러므로 식후에 또 무엇인가 먹고 싶어 하는 것은 좋지 않은 것이다.

식욕을 자극할 만한 것을 먹으면 미각을 자극한다. 그 결과로서 창자가 괴도하게 충만해지므로 그것이 변비의 직접 원인으로 되는 것이다.

변비환자가 소화 기관 내에 상당한 양의 독소를 생기게 하는 나쁜 식사를 하고 있을 경우에 그 만성변비를 치료하는데 있어서 나는 충고하고 싶은 것이다.

환자는 치료를 시도하기 전에 한 번 통변약을 쓰면 좋다. 거기에는 밀마그 등은 권장 할만하다. 그것은 장내의 해로운 굳은 물질을 바로 배설해 버리는 것이 목적이다. 또 그 위에 일산화탄소를 없애며 통과의 도상에서 염증을 고쳐버리는 것이다.

정말 이렇게 과도하게 창자를 자극하면 조금은 변통이 일어날 것이다. 변통이 일어나기 때문에 통변이 되는 것이다. 그러나 바로 그 뒤로부터 자연 요법이 시작되므로 환자에게는 걱정이 없다. 그러면 하등 부패하지 않고 자연 작용을 도와 창자의 바른 운동을 일으키도록 신경이나 근육을 강인하게 하는 음식을 준비하는 것이 중요하다.

환자가 극히 잘못된 식사를 계속하여 온 경우「그 가장 완고한 변비를 고치는 데는 한 번만 통변제를 사용하기를 권하고 싶다」라고 하는 것은 독이 있는 배설물이 장내에 머물러 있어서는 창자가 휴양할 수 없기 때문이다.

그러나 통변제를 쓰는 것이 단지 한 번 만이다. 그리고 나서 치료가 시작되는 것이다. 이미 전장에서 말한 일이지만, 생수를 30분이나 40분마다 조금씩, 예를 들면 양주잔 하나쯤을 마시는 일은 대단히 중요하다.

그런데 이 일이 절대적으로 필요하다고 하는 것은 **생수는 신체를 적당하게 정기가 있게 하며 또 세척하기 때문이다.** 이 점을 생각해 볼 때에 **인간에게 생수 이상으로 우수한 음료는 없다.** 30, 40분마다 양주잔 하나씩 생수를 마시고 있기만 하면 위궤양, 장궤양 등 궤양에 걸리지 않을 뿐 아니라 간질증의 환자도 낫는다.

만일 우리들의 몸 안에 수분을 부족하게 하면 몸 안에 요소든가 암모니아든가 하는 우리들 생태에 있어서 중요한 생산물이 생기지 않게 된다. 그리고 염기성 아민인 해가 있는 구아니진이 만들어져 요독증의 해를 입으며, 창자의 내용물은 말라서 굳어진다. 이리하여 섬세한 장점막은 해를 입게 되고 변비 상태가 확립된다.

물을 마시는 데는 식사와 함께 마구 마시는 주의가 아니라면 무방하다. 즉, 가능하다면 식사 때에는 극히 소량씩 마시고, 적당한 간격을 두고 다른 때에 물을 마시는 습관을 붙이면 좋은 것이다.

매일 컵으로 6~8개 정도의 물을 마신다. 보건 6칙에 제 3의 붕어식 척주 정제운동이든가, 제 4의 모관 현상 발현법 운동 혹은 제 6의 등배 운동을 아침저녁으로 실행한다면 하루에 2~3리터는 마셔야 한다.

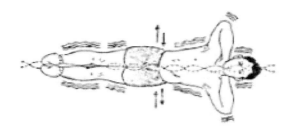

[붕어 운동]

그리하여 건강을 증진하고 있는 사람이 많다. 30~40분마다 양주잔 하나쯤의 생수 마시기를 3~6개월 실행하고 완전히 건강하게 된 사람이라면 등배 운동을 한 후에 생수를 컵으로 하나고 둘이고 한꺼번에 마셔도 지장이 없는 것이다.

가끔 일상에서 경험하는 바이지만 아침에 일어나서 컵으로 하나나 둘의 생수를 마시면 창자의 활동을 자극하게 된다. 단, 우리들은 통변제의 대용이라면 모르지만 식염수나 광천(鑛泉)을 마셔서는 안 된다. 왜냐하면 그들은 광물을 포함하고 있기 때문이다. 광물이나 무기염을 물에 용해하여 과도하게 마시면 몸에 해로운 것이 된다.

인간 체내에서 가장 중요한 것은 생수의 공급이다. 요컨대 이상 말한 것은 변비의 식사 요법에 관해 나는 말하는 것이다. 그것은 조금 개론적인 것밖에 말하지 못했는데, 갑이라는 사람을 치료한 방법이 반드시 을이라는 사람에게 사용하여 성공한다고 보장 할 수 없다.

그러나 여기서 말하는 식사법은 대다수의 회원들에게 유익할 것이라고 나는 확신하는 것이다. 완고한 병증에 있어서는 이들의 식사에 더욱 신체의 율동이나 붕어운동이든가, 모관 운동을 하여 볼 필요가 있을 것이다.

변비를 적절하게 근치하는 데는 의사는 우선 그 환자에게 있어서의 변비의 주요 원인을 잘 이해해야 한다. 병증에 따라서 장관의 어떤 부분은 다른 부분보다 더 활발하게 활동하고 있는 것 같은 경우가 있다. 이 경우 각 부분이 조화되어 소화 조직의 전체가 효과적으로 활동하도록 유의해야 한다. 각 기관이 그의 작용을 잘 할 수 있도록 노력하지 않으면 안 된다.

너도나도 통변이 좋은 음식만을 주장하는 것은 옳지 못하며 이는 잘못이다. 우리들의 식사법은 완전한 균형을 얻지 않으면 안 된다. 신체는 싫은 것은 때로 심하게 배설해버리는 것이다. 설사는 변비와 같이 정상적인 것이 아니다. 바르고 깨끗하게 장 내용을 배설하면 인간은 완전히 만족하게 되는 것이다.

반드시 유의해야 하는 것은 설사와 같은 정상 배설이 아닌 통변으로 된 경우에는 때를 넘기지 말고 생수를 마셔서 수분을 보급하는 것을 잊어서는 안 된다는 것이다.

<각종 질병과 음용수>

나는 거의 30년래 청정한 생수의 음용을 장려하여 왔다. 적어도 1일 2~3ℓ을 마시라고 선전한 것이다. 그런데 의가(醫家) 제씨는 맹렬히 반대하며 냉소하였던 것이다. 오늘날에는 아주 공부를 안하는 의가가 아니고는 나의 설에 반대하는 사람은 없어지게 되었다.

그래서 나는 십 수년 전, 의가가 생수 음용을 찬성하기 시작한 기회를 놓치지 않고, 설사 환자나, 부기가 있는 환자나, 야뇨증 환자에게는 특히 생수를 마시게 하라고 주장하였던 것이다.

나의 주장에는 점점 동조해 오던 의가까지도 반대의 화살을 들이대었던 것이나 나는 신념과 임상 경험을 갖고 있었으므로, 나의 설을 굽히든가 하는 일은 결코 없었다.

우선 설사에 대하여 생수를 마시는 것은 구아니진을 가수분해 하는 것이며 부기가 있는 환자에게 생수를 주는 것은 글로뮤우를 활용하므로써 쾌유시키는 방법으로 심장에 가해져 있던 장력을 감소시켜서 고치는 것이다.

요사이에 온 미국의 의학 잡지에서 심장병이나 신장병으로 부어 있는 환자에게는 생수를 주라고 주장하고 있는데, 나의 설에 오류가 없었다는 것을 알 수 있을 것이다.

다음에 야뇨증 환자의 음수이다. 나는 야뇨증 환자에 대하여, 마당이 넓은 사람은 마당에서, 마당이 좁은 사람은 도로에서, 취침 전에 뛰어서 땀을 내게 하고, 그런 다음에 생수의 음용을 권하여 많은 야뇨증 환자를 고쳐 왔다.

살모사나 코브라 등의 독에 대한 반응은 모두 간장이 맡아보고 있다. 또 간장은 요소를 만든다. 전에 말한 대로 글리코오겐의 분해 작용도 한다. 어느 것이든 간장의 이런 작용은 모두 생수에 의하여 완전히 이루어지는 것이다.

근착한 미국 잡지는, 생수의 음용으로 질병의 50%는 예방하고 치료할 수 있다고 보도하고 있다.

PART 8.

자연요법

| 제 8장 |

자연 요법

1, 변비의 예방 생활

만병의 대부분의 원천이라고 하는 숙변, 만성 변정체증 즉, 만성변비의 예방과 치료를 위해 환자는 **니시의학 건강법으로서의 보건 요양 6칙을 실천하도록 노력해야 한다. 특히 생수는 30분마다 1홉의 6분지 1, 약 30g쯤을 마시도록 해야 한다. 또 발을 건전하게 하고 집밖을 많이 걷는 일이다.**

그 이유는 창자의 윤동 작용을 촉진시키는 데는 음수(飮水)와 운동에 크게 의존하게 된다. 보행 운동을 하면 창자가 자극되고 빠른 변화가 일어나서 완전한 아미노산이 합성되어 단백질을 생성하며 자연 활동과 자극물로서의 작용을 한다.

니시의학 건강법의 6대 법칙은 그 하나하나의 실행과 채용 그리고 운동에는 어느 정도까지 나쁜 습관성으로 되지 않도록 하는 이상적인 촉수 요법, 예를 들면 니시식 촉수 요법 같은 것도 실천하는 것이다.

복식 호흡을 할 때에 횡경막의 활동은 창자를 압박한다. 그리고 그 결과 횡격막의 활동은 빠르게 된다. 횡격막이 빨라질수록 결괴는 좋은 것이다. 복식호흡과 동시에 척주의 운동을 첨가하면 교감신경을 자극하여 아미노산의 카르복실기를 정상 위치로 유지하게 한다.

단, 우리들은 너무 많이 운동에 골몰하지 않도록 주의해야 한다. 언제나 개인의 체력에 무리가 없는 정도로 행해야 한다. 과도의 피로는 신체에 나쁜 영향을 미친다.

신체의 운동은 가급적이면 유쾌해야 한다. 왜냐하면 단조롭고 권태로우면 신경 조직에 압박감을 미치기 때문이다. 이미 말한 것처럼 **쾌활은 그 자체가 이미 창자의 강장제**이다.

숙변 보류자 즉 만성변비증을 치료하는 운동 중에서 걷는 것이 가장 중요하다. 보행은 인간의 자연적인 활동 형식이다. 하지만 자동차의 유행이 심하게 되면서 보행은 돌이켜 보지도 않게 되었다.

보행하는 결과 신체에는 좌우의 흔들림과 상하의 운동이 있으므로 그 결과 창자는 내용물과 함께 진동 된다. 그리고 그 때문에 음식물은 직장으로 옮겨 가는 경향이 있다. 그러나 보행은 느슨해서는 안 된다. 단, 거의 운동을 하지 않던 사람들이 처음으로 운동을 하는 경우는 다르다.

보행은 빠르지 않으면 안 된다. 그래서 1시간 당 약 5km에서 6.5km의 비율이 아니면 안 된다. 만일 사람이 하루에 약 6.5km를 걸어서 피로를 느끼지 않을 경우에는 신체는 대단히 좋게 될 것이다.

사람에게는 발에 고장이 있는 사람은 100명중 97명이며, 발에 모모씨 병하고 부르는 것이 36 가지 이상의 더 많은 수에 이르는데 크게 나눠서 몰튼씨 병과 소오렐씨 병으로 된다. 오른발이 몰튼씨병이면 반드시 왼발은 소오렐씨병, 왼발이 몰튼씨병이면 오른발은 소오렐씨병에 걸리고 있어서 그 반대이다.

어느 쪽이든 이것을 고치고 보행을 해야 할 것이다. 몰튼씨병은 발의 선형 운동으로 낫고 소오렐씨병은 발의 상하운동으로 낫는다.

다만 그것은 3~7일간 연속하기를 아침저녁 2~4회, 1회에 1분에서 1분 반 실시하고 반드시 하루만 죄우의 발에 반대의 운동을 하는 것이다. 그 후 또 다시 처음처럼 3~7일간 몰튼씨병은 선형, 소오렐씨병은 상하의 운동을 해야 할 것이다.

그리고 운동은 나은 발로 보행해야 한다. 만일에 아픈 발로 보행 운동을 계속하면 심장병이든가, 혈관병, 혈액병에 걸리게 된다.

등산은 훌륭한 운동이다. 왜냐하면 횡격막과 아랫배의 근육은 세게 자극되어서 활동하고 양 가랑이가 번갈아 아랫배를 압박하기 때문이다. 그러므로 변비 환자는 평탄한 도로보다 낮은 산등을 걷는 편이 훨씬 좋다. 그리고 때로는 뛰든가 하여 보행에 변화를 주면 좋다.

집밖에서 뛸 수 없으면 실내에서 해도 좋다. 그 때는 창문을 개방하고 환자는 제자리에서 뛰도록 한다. 실제로 누가 보고 그를 무어라고 비평하지나 않을까 하는 등에는 관심을 두지 말고 한 걸음 한 걸음 무릎을 가슴높이까지 올리면 운동의 효과를 크게 하는 것이다. 이렇게 하면 그는 아랫배와 그의 내용물을 번갈아 압박할 수 있다. 비록 간단하지만 이것은 대단히 가치 있는 운동이다.

단, 만약에 숙변 보류자 즉, 만성 변비증 환자가 하복부나 골반기관의 질병에서 생기는 것이라면, 먼저 그것을 고치고 나서 할 것이고, 그 때까지는 이 운동은 하지 않는 것이 좋다.

창자나 간장을 건전하게 활동시키기기 원하는 사람에게는 승마운동이 제일 좋은 것이다. 승마는 보행보다는 더 효과적으로 신체를 요동하는 것이다. 매일 승마를 할 수 있는 사람들에게 대해 나는 마음으로부터 이 운동을 권하는 것이다.

집밖을 규칙적으로 말을 타고 돌아서 크게 효과를 보고 있는 건강자를 나는 알고 있다. 가령 승마가 주말에 단 한번밖에 되지 않는다고 해도 그 효과는 일주간 지속한다. 서양속담에 「인체의 내부에 있어 가장 좋은 것은 말의 외부에 있는 것이다.」라고 하는 말이 있는데 이것은 정말 잘 말한 것이다.

만약에 승마가 여러분에게 실지로 할 수 없는 사정에 있다면 대신에 줄넘기에 의해서 배의 건강을 증진 할 수가 있다. 물론 줄넘기 운동은 무미하고 단조로워서 대개는 오래 계속이 안 된다.

승마의 경우 뛰어 내릴 때 뒤꿈치로 내리는 일은 절대 피해야 한다. 발끝이 먼저 땅에 닿지 않으면 안 된다. 이 운동은 창자나 기타의 기관을 자극하는 한편, 양팔도 운동이 되므로 그것은 흉부에도 좋은 결과를 가져온다.

단, 탈장이나 기타 복부 기관의 탈수(脫垂)에 걸려있는 사람들은 이와 같이 심하게 몸을 흔드는 운동은 피해야 한다. 그 이외에는 모든 뛰는 운동이 만성변비 환자에게 좋은 것이다.

2. 변비 치료의 운동법

아랫배의 근육을 운동시키는 것이라면 무엇이든 장기관에 대해 강장제의 효과를 갖는 것이 틀림없다. 이와 같이 간단한 요법으로 효과를 올린 환자가 많다.

이와 같은 이유로 조정도 또 변비 환자에게는 아주 가치가 있는 운동이다. 그 때 하복부를 가랑이가 반복하여 압박하므로 그것은 일종의 자기 요법이 된다.

등의 근육을 세게 하고 이것을 자극하는 것도 물론 좋은 방법이지만 우리 니시의학 실천자 모두가 조정의 쾌미(快味)에 열중할 수 있는 것은 아니다. 그러나 독자는 본 편에서 내가 권하는 운동의 어떤 것은 할 수 있을 것이다.

또 나의 저서 「니시의학 건강법」 또는 「병이 낫는 병에 걸리지 않는 건강법」 중의 도해로 그들의 운동이 설명된다. 그 서적을 갖고 있지 않은 사람들은 다음과 같은 운동을 하면 좋을 것이다.

(1) 두 손을 허리에 대고 직립한다. 그리고 상체를 되도록 앞쪽으로 굽힌다. 그 때 머리를 들고 양 어깨를 뒤로 펴는 것이다. 상체를 앞으로 굽힐 때 숨을 내쉬고 들이킬 때 숨을 들이쉰다. 이 운동을 10~20회 반복한다.

(2) 두 손을 허리에 대고 직립한다. 그리고 되도록 뒤로 젖힌다. 그리고 그 다음에 머리가 원형을 그리도록 신체를 천천히 움직인다. 이 운동을 할 때에 허리는 움직여서는 안 된다.

(3) 손을 허리에 댄다. 발끝으로 선다. 그리고 뒤꿈치에 엉덩이가 붙기까지 무릎을 굽힌다. 이때 두 무릎은 조금 떨어질 정도이고 상체는 직립을 유지한다. 숨을 들이쉬면서 일어나고, 숨을 토하면서 허리를 내린다.

(4) 두 다리를 펴고 위를 보고 눕는다. 그리고 양 발과 양 다리를 수직에 가깝게 들고 미진동하기를 1~2분간, 그리고 손목과 발목을 오른쪽으로 4, 5회 왼쪽으로 4, 5회 회전한다.

(5) 전항의 4가 끝났으면 위를 보고 누운 채, 양 팔, 양 다리를 크게 벌리고 팔과 다리의 부근을 중심으로 되도록 수평에 가까운 대회전을 오른쪽으로 4, 5회, 왼쪽으로 4, 5회 할 것. 이 운동은 바닥에 거의 붙을 정도로 팔과 다리가 직선이 될 수 있도록 노력 할 것.

(6) 양 팔을 옆에 붙이고 다리도 곧게 펴고, 위를 보고 똑바로 누운 위치대로 30초쯤 쉰다. 그리고 조용히 상반신만 일으킨다. 이때 양 팔을 앞쪽으로 펴서 양쪽 발의 발끝에 닿도록 한다. 다시 조용히 눕는다.

　이 운동을 할 때 근육이 약한 사람은 이 운동의 처음에 누군가에게 양 어깨를 들어주도록 할 필요가 있다. 이상의 운동은 보건 요양 6대 법칙이든가 건강진단 5방법을 모르는 사람이라도 이 기사만 읽고도 할 수 있는 대단히 간단한 것이다.

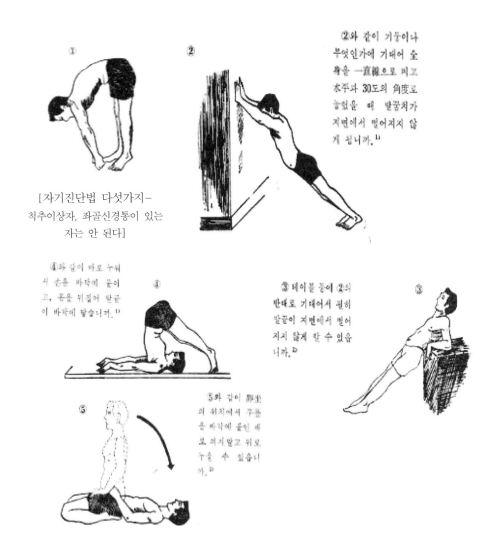

[자기진단법 다섯가지—
척추이상자, 좌골신경통이 있는
자는 안 된다]

①와 같이 기둥이나
무엇인가에 기대어 손
목을 一直線으로 펴고
水平과 30도의 角度로
눕혔을 때 발꿈치가
지면에서 떨어지지 않
게 됩니다."

④와 같이 바로 누워
서 손을 바닥에 묻이
고, 몸을 뒤집어 발굽
이 바닥에 닿습니다."

③테이블 등에 ②의
반대로 기대어서 편히
발끝이 지면에서 떨어
지지 않게 할 수 있읍
니다.

⑤와 같이 靜坐
의 위치에서 무릎
을 바닥에 묻인 채
로 의지말고 뒤로
누울 수 있읍니
다.

그리고 니시의학 건강법에 실려 있는 운동의 보조로도 되며, 다만 이 운동만으로도 만성 변비 환자, 숙변 보류자에게 효과가 있다. 그러나 하복부의 근육이 현저하게 약해져 있을 경우에는 환자는 보건 요양 6대 법칙의 제 6인 등배 운동을 하면 좋다. 어떤 경우에는 그것이 유일의 방법이다.

평상 침대에 누워 있으면서 변비 환자는 자기 손으로 치료를 하는 것도 가능하다. 양 무릎을 가볍게 들고 배꼽을 중심으로 운동을 하는 것이다. 그 운동은 오른쪽 다리의 가랑이의 부근을 오른쪽에서 왼쪽으로 다시 왼쪽에서 오른쪽으로 하여 양 방향으로 움직이는데 이때에 왼쪽다리는 수평으로 펴고 있다.

그리고 이것을 4, 5회 하고 나면 다음에 왼쪽 다리를 그대로 하고 그 다음에 양 다리를 번갈아 좌우로 전후로 움직이는 것이다. 즉, 배꼽을 중심으로 하여 양 가랑이로 물건을 반죽하는 것처럼 하는 것이다.

그리고 이 휘젓는 방식이 깊이해지면 질수록 효과가 있는 것이다. 그리고 천천히 조용히 하지 않으면 안 된다.

이 자기 두 다리 마사지는 자기로서는 모두 할 수 있으므로 별로 노력을 필요로 하지 않는다는 점에서 유리하다.

또 한 가지 자기 두 다리 마사지 방법은 볼(공)을 사용하는 것이다. 그 볼의 무게는 1.8~2.6kg 정도가 좋다. 그 직경은 약 15cm이다. 호외구(戶外球)든가, 또는 보통의 고무공도 좋지만 이 경우는 속에 추를 넣으면 효과가 있다.

고무공을 세우는 데는 길게 쪼개고 그 다음에 추를 밀어 넣는 것이다. 이 마사지는 원형으로 하는 것인데 처음에는 작게 하고 점점 범위를 넓혀가는 것이다.

이들의 자기 치료에 있어서 요망되는 것은 너무 신경질이 되지 않도록 하고 자기관찰적으로 빠지지 않게 소탈하게 간단히 생각하고 무엇이든 실천하는 일이다. 배의 근육 조직을 개선하고, 보강하고, 창자의 윤동 운동 작용을 활발하게 하고, 또 내장하수를 방지 혹은 치유로 인도하는 방법으로서 부활욕이라고 하는 것이 있다.

일명 복욕이라고 말하고 구미에서는 압도멘 바스(Abdomen Bath)라고도 한다. 일종의 복부욕이다. 배꼽의 왼쪽 약 3cm 부위에서 다시 3cm쯤 위쪽의 부분, 이곳이 태양총(太陽叢)의 중심에 해당 한다.

이 부분을 중심으로 하여 냉수에 적신 타월이나 헝겊으로 마찰하는 것이다. 직접 타월을 쥘 때는 손이 너무 찬 경우가 있다. 그 때에는 자루가 달린 스폰지나 다른 무엇으로 마찰하면 좋다. 물은 찰수록 효과를 증가하는 것인데, 대체로 13~15도 정도의 냉수가 바람직하다.

계속 시간은 환자라면 3분간 정도로 좋은데, 병상(病狀)에 따라 증감한다. 중환자이면 1분간, 보통 상태라면 7분간으로 한다.

마찰의 회전 속도는 1초간에 1회 정도로 하고 3초 이상의 간격을 두어서는 안 된다. 또 마찰의 방향은 처음에는 오른쪽 배의 아래쪽에서 위로 다음에는 수평으로 왼쪽으로 다음은 아래쪽으로 하는 식으로 시계의 방향과 같이 회전 한다. 평소에 뜨거운 목욕을 계속하고 있는 사람은 효과가 적으므로 목욕 후 40분 이상이 지나고 나서 한다. 단, 냉온욕을 실행하고 있는 사람은 직후라도 좋다.

부활욕으로 마찰을 하면 몸이 떨려서 멎지 않게 되는 사람도 있는데 그 때는 신체의 급소를 어디라도 좋으니까 세게 찰싹하고 때리면 바로 멎는 것이다.

〈부활욕[復活浴(腹浴)]〉

(1) 효능

압도멘 바스(Abdomen Bath)라고도 하는데, 복근을 보강하고 장의 윤동(蠕動)운동을 활발하게 하여 숙변을 배제하는 효과가 있다. 또 내장하수를 방지 혹은 치유로 인도하는 것이다.   설사에 응용하여도 유효하다.

(2) 방법

배꼽 왼쪽 약 1寸(약 3.03mm)의 부위에서 다시 1寸쯤 위의 부분, 그곳이 태양총의 중심에 해당되는 그 부분을 중심으로 하여 냉수에 적신 타월이나 헝겊을 가지고 마찰하는 것이다. 직접 타월을 쥐기가 너무 차가 울 경우 자루가 붙은 스펀지 같은 것으로 마찰해도 된다. 걸터앉아서 대야 같은 것을 앞에 놓고 여기에 수도의 물을 흐르게 하면서 타월을 재빨리 물에 적셔서 문질러준다.

물은 찰수록 효과를 더하며 13~15°정도의 냉수가 좋다. 계속 시간은 환자라면 3분쯤으로 좋으나 병증에 의하여 증감한다.   중병인 1분간, 보통사람은 대개 7분간으로 한다. 마찰의 회전속도는 1초간에 1회 정도로 하며, 3초 이상 간격을 두면 안 된다.

마찰의 방향은 처음 우복의 하방에서 위로, 다음 수평으로 왼쪽에, 다음 아래로 시계의 방향으로 회전한다. 평소에 열탕의 습관이 된 사람은 효과가 약하므로, 목욕 후 40분 이상 지나고 나서 행한다. 단, 온냉욕을 행하고 있는 사람은 직후라도 좋다.

(3) 주의

부활욕으로 마찰하면 계속 떨리는 사람도 있는데, 그때는 신체의 급소를 어디라도 좋으니까 세게 찰싹하고 때리면 바로 멎는 것이다. 처음에는 피부가 아프지만 바로 익숙하게 되므로 계속해서 행할 것.

니시의학의 구조 정삼각사면체(正三角四面體)

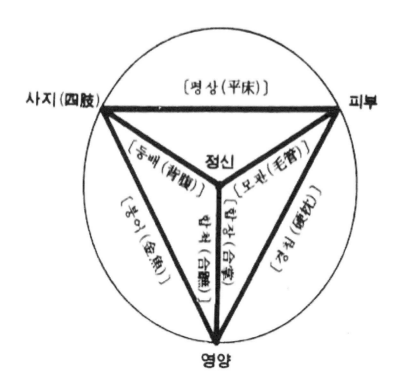

건강의 4대원칙 – 피부, 영양, 사지(四肢), 정신

질병의 4대원인 –척추의 부정제, 혈액순환의 부등속, 신체의 불균형, 체액의 불균형

보건요양의 6대법칙 –평상 사용, 경침 사용, 붕어 운동, 모관 운동, 합장합척 운동,
                    등배 운동

| 저자 소개 |

니시 가쯔조((西勝造, 1884~1959)는 의사들이 20살을 넘기기 어려울 것이라고 했을 만큼 병약했던 자신을 자연건강법으로 건강을 되찾고, 그의 건강법은 전 세계에 명성을 떨치면서 기적의 건강법으로 선풍적인 인기를 얻고 있다.

그는 당시까지 발표된 모든 현대의학 자료를 비롯하여 한방, 침구, 요가, 카이로 프랙틱, 지압, 호흡법, 냉수욕, 건포마찰을 비롯한 각종 건강법을 시험하고 그 진수만을 뽑아 1927년에 니시식 건강법이란 이름으로 발표했다. 이는 현대 자연의학의 창시라고 평가되고 있다.

니시건강법은 영양, 식사, 호흡, 목욕, 미용, 수면의 문제들을 망라해서 모두 다 다루면서 어렵지 않고 누구나 쉽게 실천할 수 있다. 집에서 아무런 기구 없이, 누구라도 쉽게 아주 짧은 시간을 내서 할 수 있는 건강관리 방법들을 제시하고 있어 전문가 의존형이 아니라 **자기 주도형 건강법**이라고 할 수 있다.

니시 가쯔조 선생의 건강법은 우리나라에는 니시 선생의 제자 와타나베 쇼(渡邊正, 1923~)박사가 쓴 책, 〈기적의 니시 건강법〉이 번역 소개되면서 알려졌고, 이 책의 영향은 우리나라 제도권 의사 중에서도 전홍준 박사, 김진목 교수 등이 이를 도입해 통합의학으로 의술을 펼치고 있다.

니시 선생이 운영하던 의원을 넘겨받은 직계 제자인 와타나베 쇼라면, 니시 건강법을 계승 발전시킨 것은 일본의 내과 전문의 고다 미츠오(甲田光雄 1924~)박사로 알려졌다. 이 니시 의학 원리는 불교의 영향에서 나온 것이라고도 하며 자연건강법은 **"자연 이치에 따라 올바로 사는 건강법"** 이라고 한다.

그는 13세 무렵부터 원인 모를 설사와 미열에 시달려 병원을 전전했지만 '스무 살까지 살지 못할 것' 이라는 선고를 받았다. 그러자 '내 몸은 내가 치료하겠다' 고 마음먹은 그는 각종 건강법을 실행하기 시작했다. 그는 20여 년간 의서 및 관련 서적만 7만 3천여 권을 참고하고 세계의 건강법 360여종을 자신이 직접 생체실험을 통해 집대성하여 '니시의학' (西醫學)이 탄생했다.

이후 니시 의학은 내과 전문의들에게 계승돼 난치병 치료에 쓰이고 있으며, 우리나라에도 다수의 제도권의사가 암과 난치병 치료에 이를 펼치고 많은 병원과 의료기관에서 암환우들의 실제 치료에 적용하여 기적적인 성과를 내고 있다.

니시의학은 건강 이상의 직접적 요인을 척추의 어긋남, 혈액순환장애, 영양불균형으로 인한 숙변과 체질의 산성화 등으로 규정짓고 이를 해결하기 위해서 '약' 이 아니라 식이 및 운동요법 등을 제시하고 있다.

서양의학과 결정적으로 다른 점은 **증상을 병이 아니라 자연치유력의 현상으로 본다**는 점이며 **자연건강법의 핵심은 치유 방법이 아니라 자연스러운 마음**에 있다는 것이다.

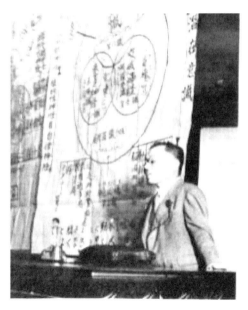

[강연하는 저자 니시 가쯔조]

| 역자 소개 |

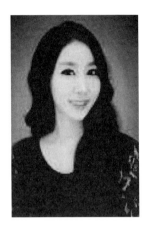

연세대학교 대학원 치과대학

BK21플러스 구강생명 과학단 연구원

대한 해부학회 회원

한국 연구자 협회 회원

2018 APICA (Asian Pacific International Congress of Anatomists)
- 우수논문발표상 구연부문 수상

2016 Thailand Chulalongkorn Univ. Medical Center Anatomy Laboratory
2016 Japan GALAA(Global Association of Leaders in Aesthetics & Anatomy)
      Conference
2017 Thailand Bangkok GALAA(Global Association of Leaders in Aesthetics
      & Anatomy) Conference

2017 Stanford Univ. Medical School
- Dementia and Diversity in Primary Care : South Asian American
  Populations

2017 John's Hopkins Medical School Seminar
- Dietary recommendations for diabetes patients
- Diabetes review dose OADs
- Anesthesia RSS Enduring Material - Acidosis
- Bloodmanagement programs
- Pain medicine management of lower back
- Neuroradiology

- Financial Statements - Understand and Analyze

2018 Harvard Medical School

- Logistics and Regulatory Requirements in Collaborative Care of Opioid UseDisorder
- Patient Assessment, screening, and Education for Initiation of Stabilization, Maintenance, and Expected Struggles in Treating Opioid Use Disorder
- Managing Pain in Patients on Pharmacotherapy For Opioid Use Disorder
- Treatment of Opiois Use Disorder in Perinatal Patient
- Effective communication with Patients who maybe misusing opioids or other medication
- Special Populations with Opioid Use Disorder and Related Issues

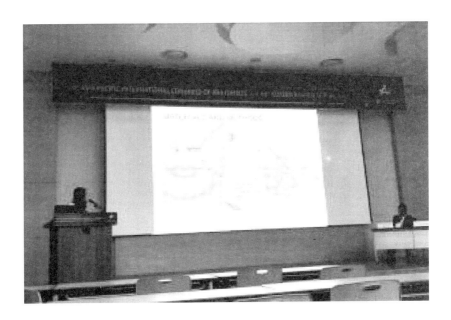